肛肠外科诊断与治疗

秦一翔 著

汕頭大學出版社

图书在版编目（CIP）数据

肛肠外科诊断与治疗 / 秦一翔著. -- 汕头 ： 汕头
大学出版社，2022.6
ISBN 978-7-5658-4229-0

Ⅰ．①肛… Ⅱ．①秦… Ⅲ．①肛门疾病—外科学—诊
疗②直肠疾病—外科学—诊疗 Ⅳ．①R657.1

中国版本图书馆CIP数据核字(2020)第261319号

肛肠外科诊断与治疗
GANGCHANG WAIKE ZHENDUAN YU ZHILIAO

作　　者：秦一翔
责任编辑：胡开祥
责任技编：黄东生
封面设计：钟晓图
出版发行：汕头大学出版社
　　　　　广东省汕头市大学路243号汕头大学校园内　邮政编码：515063
电　　话：0754-82904613
印　　刷：廊坊市海涛印刷有限公司
开　　本：710 mm×1000 mm　1/16
印　　张：7.5
字　　数：130千字
版　　次：2022年6月第1版
印　　次：2025年1月第1次印刷
定　　价：58.00元
ISBN 978-7-5658-4229-0

前　言

我国在肛肠外科疾病治疗方面有着悠久的历史，肛肠外科在经历了外科、普通外科、胃肠外科专科化后，逐渐成为独立的专科。目前，国内外在这一领城的发展十分迅速，新理论、新技术不断涌现，新的医疗设备及治疗手段逐渐应用于临床，使肛肠病的临床诊断方法和治疗措施发生了翻天覆地的变化，这对工作在临床一线的肛肠科医生提出了更高的要求。

本书从基础出发，首先介绍了常见的肛肠良性疾病，其次阐述了出口梗阻型便秘、结肠慢传输型便秘、肛门失禁等肛肠功能性疾病的治疗，接着讲解了溃疡性结肠炎等炎症性肠病的发病机制和外科治疗方法。全书内容丰富、资料翔实、集科学性、先进性、实用性于一体，较全面地反映了肛肠外科学的发展水平。

本书内容都是编者在临床医疗实践中潜心研究和总结的结晶，极具临床指导价值，参考了国内外本专业重要参考书以及大量文献，将各种术式和诊治的最新进展融合在本书之中。谨希望本书能对广大医务从业人员提高临床诊治水平起到积极的作用。

在编写过程中，由于作者知识和经验的局限，本书中难免有疏漏不妥之处，敬请广大读者予以批评指正，以便再版时修订。

作　者

2020 年 5 月

目　录

第一章　肛肠良性疾病

第一节　痔

人们对痔的认识已经有 4000 多年的历史，并且在很久以前就开始对痔进行手术治疗。此后在欧洲先后出现了 10 余种痔的手术方式，改良术式不计其数，其中绝大部分已经湮灭在历史的长河之中，但有些术式，时至今日仍被广泛采用。

一、痔的手术方式演变

（一）痔切除术

在各种痔手术方式之中，最早出现的是痔切除术，根据创面处理方式的不同，痔切除术又可以分为开放式和闭合式等不同的类型。其中开放式痔切除术是由圣·马可医院的创建者根据"结扎加切除"理论设计的：切开痔团外侧皮肤，向头侧剥离痔团并在痔根部结扎。目前在国外被称为 Milligan–Morgan 手术，而在国内被称为外剥内扎术。

外剥内扎术手术的操作要点为：首先进行指诊，除外占位等病变，将纱布填入肛门，轻轻地向外牵拉，使内痔外翻，在右前、右后以及左侧三个痔团处用血管钳钳夹并向外牵引，在痔团基底部皮肤上做"V"字形切口，沿肛门括约肌的表面向头侧剥离痔团，用血管钳钳夹内痔基底部，贯穿缝扎后切除结扎线远端的痔组织，保持切口呈敞开状态，术后定期扩肛。

该术式的优点是操作相对简单，能够同时处理混合痔的外痔和内痔部分，对于相互独立的脱垂内痔和混合痔效果良好，缺点是一次最多只能切除 3 个痔团，并且在切除的痔团创面间需要保留适当宽度的皮肤和黏膜，如果切除的痔团超过 3 个或痔团间的皮肤黏膜切除过多，术后容易出现肛门狭窄，但如果保留得过多，残留的皮赘又容易发生水肿，从而影响治疗效果，因此外剥内扎术对环状痔不易处理。另外，在外剥内扎术以后创面呈敞开状态，一般需要 3~4 周才能愈合，还常常伴有出血、疼痛、水肿等症状，不良反应持续的时间较长。

1955 年，帕克斯（Parks）设计了黏膜下痔切除术，又被称为 Parks 手术，操作要点为：在痔团表面的黏膜下注射加有肾上腺素的生理盐水，切开痔团表面的皮肤和黏膜，提起切开的黏膜边缘，向两侧将黏膜与痔组织剥离，分别形成两个黏膜瓣。通常情况下，在齿状线处会有纤维组织将黏膜与内括约肌固定在一起，需要切断这些纤维组织，使齿状线的黏膜与内括约肌分离，才能充分游离黏膜瓣，随后提起痔组织，在肛门括约肌表面向头侧剥离直至内痔基底部，用肠线结扎并剪去远端痔组织，将切开的黏膜瓣复位，细肠线间断疏松缝合关闭创面。

与外剥内扎术相比，Parks 手术在结扎的时候只结扎痔组织，不包含痔表面上皮，术后疼痛较轻；切除痔组织以后保留的皮肤和黏膜能够覆盖创面，从而避免瘢痕形成，降低了肛门狭窄等并发症的发生率，术后不用常规扩肛，但是将痔组织与黏膜剥离绝非易事，技术条件要求较高，需要较长的手术时间并且术中出血量大，因此该术式一直未被广泛采用。

1959 年，弗格森（Ferguson）提出了切除缝合法：按照类似外剥内扎术的方式切除痔团，然后用细肠线由内向外连续缝合创面两侧的黏膜和皮肤，该术式被称为 Ferguson 手术，即所谓的闭合式痔切除术。与 Parks 手术相比，闭合式痔切除术操作更加简便，而与外剥内扎术相比，闭合式痔切除术具有 Parks 手术创面闭合的优势。术后形成的瘢痕较少，降低了肛门狭窄的发生率，同时缩短了创面的愈合时间。不过由于在闭合式痔切除术中切除了一部分黏膜和皮肤，缝合时张力比 Parks 手术大，在排便的过程中容易裂开，通常术后早期需要控制排便，另外，闭合式痔切除术以后创面容易感染，一旦感染需要及时拆除齿状线以下的缝线，使之开放引流。

1971 年，加尔文（Galvan）对闭合式痔切除术进一步改良，在闭合创面的过程中仅缝合至齿线位置，使黏膜区域的创面闭合而皮肤区域的创面呈敞开状态，该术式被称为半闭合式痔切除术，在一定程度上结合了开放式痔切除术和闭合式痔切除术的优点，该术式在拉美国家和日本应用比较广泛。

近年来，仍在不断地涌现痔切除术的改良方法，包括切断部分内括约肌的外剥内扎术、保留齿线或肛管皮肤的外剥内扎术、加行肛门外观整形术的外剥内扎术等等，不过这些术式都未能突破痔切除术的自身限制，因此在降低术后并发症方面没有明显的改善。还有些医师试图使用不同的器械进行痔切除术的操作，包括：电刀、激光、超声刀以及血管闭合系统等。与剪刀相比，使用电刀进行切开和止血，术中出血量明显减少，并且可以减少结扎的次数，从而缩短手术时间；由于出血减少，术中视野清楚，能够更准确地按照解剖层次进行分离，降低了肛门括约肌的损伤机会；研究还发现，使用电刀进行操作，术后疼痛较轻。而激光等其他器械也有类似的优势，但是由于经济效益等原因，尚未能广泛推广。

（二）痔环切术

1882 年，曼彻斯特医生怀特海德（Whitehead）为了根治痔疮，提出了将痔团所附着的一整圈黏膜都切除的理念：在直肠黏膜与皮肤交界的位置环形切开黏膜，将黏膜以及附着的痔团向头侧剥离直到痔团的上方，横断并切除整圈黏膜，此后将黏膜和皮肤的切缘缝合在一起关闭创面。5 年后怀特海德发表了自己的研究结果，共有 300 名患者进行了痔环切术，随访的时间长度和方法不详，但结果非常令人满意：没有患者死亡，也没有出现短期或长期并发症。此后该术式迅速流行起来，但是其他采用这种术式的医生发现，部分患者会出现严重的并发症。

由于可能会出现上述并发症，痔环切术一度销声匿迹，不过从 20 世纪 30—40 年代开始，先后又出现了数种痔环切术的改良术式，试图通过改变皮肤与黏膜的吻合位置以及皮肤与黏膜的吻合方式来避免术后出现黏膜外翻等并发症。

(三) 吻合器痔手术

包括吻合器痔上黏膜环形切除术 (procedure for prolapse and hemorrhoids, PPH)、经肛门吻合器直肠切除术 (stapled transanal rectal resection, STARR)、痔切闭术以及开环式微创痔吻合术 (tissue selecting technique, TST)。在相当长的时间里，人们普遍认为痔就是曲张的静脉丛，在手术的时候也以根治为目的，试图将其彻底切除。1975 年，汤姆森 (Thomson) 通过解剖发现，在肛管上端移行上皮的下方存在高度特化的血管性衬垫，由血管丛、平滑肌、弹力纤维和结缔组织构成，将其命名为肛管血管垫，简称肛垫。肛垫中有丰富的动静脉吻合网，动静脉吻合交替开放和闭合，能够控制进入肛垫的血流量，从而调节肛管静息压并具有精细控便能力，是肛管闭合的微调装置。汤姆森的这一论断在 1983 年德国克伦堡举行的第九届国际痔科专题研讨会上获得公认。此后洛德 (Loder) 等进一步提出内痔发生的肛垫下移学说：当固定肛垫的 Treitz 肌和 Parks 韧带发生损伤或断裂时，会出现肛垫的脱垂和下移，从而导致痔的发生，而当肛垫脱垂以后，静脉回流受阻，体积增大，支持组织会进一步弱化，形成肛垫脱垂、增大相互促进的恶性循环。目前绝大部分学者都认为，肛垫是肛管区域正常解剖的一部分，对维持肛门正常功能有极其重要的意义，只有当合并出血、脱垂、疼痛、嵌顿等症状的时候才能被看作是患病状态需要治疗。随着人们对痔认识的转变，治疗的目的和方法也出现了相应变化，治疗目的由消除痔团转变为消除症状，治疗方法由过去尽可能彻底地在解剖学上将痔切除转变为尽可能保留肛垫的结构，通过手术或操作将脱垂的肛垫复位，从而达到尽量减少影响精细控便能力的目的。

早在 1990 年，古德曼 (Allegra) 就提出了使用环状吻合器治疗痔的思路。1993 年，强生医疗器材公司根据肛垫理论研制出了一种用于治疗痔的手术器械 PPH 吻合器，试图通过环形切除痔组织上方的直肠黏膜达到上提肛垫的目的，同年由意大利的医生完成了世界上首例吻合器痔手术。这种术式曾有多个名称，包括吻合器痔切除术、吻合器环形黏膜切除术、吻合器痔固定术等等，时至今日，该术式的英文名称也尚未统一，不过在 2000 年广州召开的研讨会中，与会的国内专家一致同意将其中文名称命名为吻合器痔上黏膜环形切除术，2000年6月由上海中山医院姚礼庆教授完成国内首例，此后被迅速推广，在临床上通常根据器械名称将其简称为PPH。

PPH的操作要点为：用无创伤钳夹住肛缘处皮肤，使痔团及直肠下端黏膜轻度外翻，用PPH专用环形肛管扩张器（circular anal dilator，CAD）扩肛，取出内栓，固定CAD，在齿线上方约4cm处用7号丝线沿黏膜下层做一个荷包缝合，吻合器张开到最大限度，经肛管扩张器将其头端插入到荷包缝合线上方，收紧缝线并打结，用配套的持线器经吻合器侧孔将缝线拉出，牵引结扎线，使被缝合结扎的黏膜以及黏膜下组织进入吻合器套管内，收紧吻合器并击发，同时完成黏膜以及黏膜下组织的切除和缝合，保持吻合器在关闭状态30秒，将吻合器旋开后轻轻拔出，认真检查吻合口是否存在出血，对于活动性出血，局部可缝扎止血。

理论上PPH具有如下优势：①不切除痔团本身而是环形切除直肠下端2～3cm宽的黏膜以及黏膜下组织，吻合后使脱垂的痔团上提，即肛垫回位，尽可能保护了局部的解剖结构；②在切除黏膜下组织的时候也阻断了直肠上动脉分支对痔区的血液供应，同时由于肛垫被上提至压力较低的位置，静脉回流更佳，术后痔团会出现萎缩；③在感觉神经丰富的肛管和肛周不留切口，术后疼痛较轻；④吻合位于肛管直肠环以上，括约肌损伤的机会相对较少。国内外的多个随机对照试验以及系统综述都证实，PPH具有手术操作简单、术中出血少、术后疼痛轻、恢复快等优势。

PPH适用于Ⅲ、Ⅳ度内痔，特别是环状的Ⅲ、Ⅳ度内痔，也可以用于明显出血的Ⅱ度内痔或以内痔为主的混合痔。实际上，PPH对外痔没有直接的治疗作用，对于混合痔的外痔部分来说，在PPH术后会被上提并牵向肛管内，同时由于阻断了部分血供而逐渐萎缩，从而在一定程度上被解决。如果术后仍然存在明显的皮赘，可以考虑同期或延期手术切除。PPH的禁忌证包括单纯的血栓性内痔或血栓性外痔，这些患者可以考虑接受痔切除术。

虽然PPH非常符合当今痔的治疗理念，但是也存在问题：①PPH术后总的并发症发生率较低，但是有可能出现严重的并发症，PPH术后出血的发生率与闭合式痔切除术类似（<5%），但是与痔切除术不同，PPH 术后的出血往往会积存在直肠和乙状结肠腔内，有可能在出现严重贫血甚至休克症状后才发现吻合口出血；在进行荷包缝合或吻合的时候可能会贯穿肠壁全层，术后出现严重的感染并发症，包括会阴部坏疽以及脓毒血症，甚至曾经有患者因此死亡；对于女性患者，术中可能将阴道后壁牵拉至吻合器内，从而在吻合时损伤阴道后壁，术后形成直肠阴道瘘。②对于脱垂严重的患者，PPH 术后可能出现痔的回缩不完全或在短时间内脱垂复发的现象。通过随访发现，PPH 术后回缩不完全与痔的原始脱垂程度有关，原始脱垂程度越重，回缩不完全的可能性越大，而脱垂复发的概率与痔的原始脱垂程度以及术后随访时间长短有关。

对于操作医生来说，提高荷包缝合质量是减少 PPH 术后出血、感染等并发症的关键措施：①在齿状线上 4cm 进行荷包缝合，从而使吻合口位于齿状线上方2cm 左右。如果荷包缝合位置过低，会切除过多的肛垫组织，增加术后发生出血、疼痛、肛管感觉障碍等情况的可能性，而荷包缝合位置过高，对肛垫向上的牵拉作用减弱，术后可能出现痔的回缩不完全。②尽可能保证荷包缝合的深度位于黏膜下层，如果缝合过浅，在收紧荷包或牵拉的过程中会出现黏膜撕裂，导致切除的黏膜圈不完整，术后发生出血或痔团上提失败，缝合过深容易损伤肛门内括约肌，穿透肠壁还会增加感染性并发症的风险。对于女性患者，在击发前要仔细检查是否存在阴道后壁被牵拉至吻合器内的情况，吻合后还应该仔细观察吻合口是否存在出血。

对于 PPH 术后痔团回缩不完全和脱垂复发的问题，通过检查切除标本发现，采用单个荷包缝合切除的黏膜并非均匀的环形，缝线牵拉部位切除得较宽、较深，而对侧相对较窄、较浅，另外黏膜切除的总体宽度较窄，对于严重脱垂的患者无法达到使痔团完全回缩的目的。

2002 年，刘世信等提出 Ⅲ、Ⅳ 度痔的病理改变已经不可恢复，如果不做处理，难以解除症状，因此在进行 PPH 操作时进行了一些改变：选择在齿状线上1.5cm 处进行荷包缝合，由此在切除直肠黏膜的同时也会切除一部分脱垂、下移的肛垫，并将这种术式命名为痔切闭术。该术式一经提出既引起争议，反对者认为，这种直接在痔团上进行切除吻合的方法会增加疼痛和出血概率，并且更容易损伤肛门括约肌，因此该术式未被广泛接受，目前已经鲜有报道。

近年来，我国部分学者认为，PPH 在切除脱垂黏膜的同时也将症状较轻甚至正常的黏膜组织一并切掉，对肛门造成了不必要的损伤，另外 PPH 术后会形成环状吻合口，一旦发生慢性炎症，将会出现明显的肛门坠胀、便不尽感等症状，甚至导致吻合口狭窄，由此汪建平等提出了"选择性痔上黏膜切除吻合"的理念，并据此设计出一种新的吻合器痔手术——开环式微创痔吻合术（TST）：根据痔团的分布情况选择具有 1~3 个开环窗口的特制肛门镜，仅仅暴露病变痔区的痔上黏膜，局部缝合牵引后用吻合器选择性切除病变痔区的痔上黏膜，与 PPH 相比，TST 是间断切除黏膜，避免了环形瘢痕的产生，从而能降低肛门狭窄的发生率，同时减少了钛钉的数量，局部刺激症状更小。另外，除非痔团位于肛管正前方，否则在缝合时直肠前壁有肛门镜保护，能够避免直肠阴道瘘的发生，不过这种术式切除黏膜的范围较小，同时黏膜下血管阻断也可能不完全，术后的复发问题有待进一步研究确认。

（四）多普勒超声引导痔动脉结扎术

血管学研究显示痔患者存在直肠上动脉末梢管径增粗、血流增加的特性。在 1995 年，森永（Morinaga）据此提出利用多普勒超声引导进行痔动脉结扎，从而对痔进行治疗的新术式，此后在欧洲得到了迅速的推广和应用，被称为多普勒超声引导痔动脉结扎术（doppler guided hemorrhoid artery ligation，DGHAL）。DGHAL 的基本原理为：①利用多普勒超声，对直肠上动脉分支准确定位并结扎，当直肠上动脉分支被结扎以后，进入肛垫的血液减少，肛垫压力降低，从而缓解出血、疼痛等症状；②通过结扎操作直接悬吊脱垂的肛垫，使其复位，同时引起局部炎症和纤维化，使黏膜和黏膜下层粘连，对肛垫起固定作用。

DGHAL 的操作要点为：扩肛后将已消毒的肛门镜超声探头置入肛管直肠内，在齿线上方 2~3cm 的直肠内旋转探头寻找动脉，当探及动脉时可听到血流声，在声音波动最明显的地方进行 8 字缝扎，重复探测，直至缝扎全部的直肠上动脉分支，多普勒信号消失。为了进一步提高疗效，有些医生在对脱垂症状明显的患者进行 DGHAL 治疗的同时加行肛垫固定术：结扎动脉以后在肛周右前、右后以及左侧三个位置向外牵拉，暴露痔团，分别用可吸收缝线在痔团顶端贯穿缝扎，此后向尾侧连续锁边缝合，直至齿线上方约 0.5cm，收紧缝线打结使肛垫上提固定。

目前 DGHAL 的适应证没有得到明确的规定，大部分学者认为可以用于非手术治疗无效的各度内痔，特别是Ⅱ～Ⅲ度内痔，与 PPH 一样，DGHAL 对外痔没有明显的治疗作用。

二、其他微创化技术

除了手术以外，人们还开发了多种操作技术对痔进行治疗，其中使用化学物质腐蚀和烧灼等方法由于具有很高的并发症发生率，已经被淘汰，而硬化剂注射法、胶圈套扎疗法、冷冻疗法以及各种类型的热凝固疗法由于比较符合当今的微创化理论，受到不同程度的关注。这些操作技术有一个共同特点：都能够对肛垫起到固定作用，防止脱出，还能够减轻血管充血，缩小痔团，由此又被统称为肛垫固定技术，主要用于治疗有中度出血或脱出的Ⅰ、Ⅱ度内痔以及部分Ⅲ度内痔。

（一）硬化剂注射法

硬化剂注射法最早是在 1869 年首先应用，原理并不是栓塞血管，而是在黏膜下层形成局部无菌性炎症而导致纤维化，从而将肛垫固定在深部组织上。在硬化剂注射法刚刚开始应用的时候，是将药物直接注射到痔团内，常常会引起组织坏死并出现疼痛，此后改将药物注射至黏膜下间隙，取得了良好的效果。该方法除了侧视肛门镜以及合适的注射器以外无须特殊器械，甚至在没有麻醉的情况下也能够顺利完成，特别适用于Ⅰ度内痔和肛门溢液，Ⅱ度内痔病人难于维持长期疗效，外痔和血栓性内痔是本疗法的禁忌。在硬化剂注射法的发展过程中，用于注射的药物经过了多次成分和浓度的调整。目前常用的有：消痔灵注射液、芍倍注射液、5%碳酸植物油、5%鱼肝油酸钠、4%明矾水溶液等。

（二）胶圈套扎疗法

通过胶圈套扎对痔进行治疗有超过 50 年的历史，在痔的各种非手术疗法之中，是应用最广泛的方法之一。既往在操作的时候是用胶圈直接套扎内痔痔核，目前比较推荐套扎齿状线上方 1cm 以上的黏膜组织，这两种操作方法都可以通过阻断被套扎组织的血液供应，使其坏死脱落，从而导致局部黏膜下层出现纤维化增生，达到使周围组织固定的目的。研究显示，胶圈套扎疗法的疗效略优于硬化剂注射法。该技术的适应证是各种内痔以及混合痔的内痔部分。

（三）冷冻疗法

冷冻疗法也拥有超过 40 年的历史，治疗原理是应用一氧化二氮（-70℃）或液氮（-196℃）制冷特殊探针，然后将探针置于预定的内痔顶部，利用冷冻破坏局部组织。在美国结直肠外科医师学会的网站上一度有过这样的描述："对于Ⅰ~Ⅱ度内痔，冷冻疗法是一种安全有效的替代疗法。"不过近年来，由于冷冻疗法需要特殊设备和探针，治疗时间长，而且治疗不当可以导致肛门狭窄和肛门括约肌损伤，甚至大便失禁，因此关注度有所下降。

（四）热凝固疗法

热凝固疗法是使用直流电探针、双极电凝、微波或红外线设备，通过能量传递在痔团局部产生热量，导致组织中的蛋白变性凝固，从而使痔团收缩并形成瘢痕组织，将肛垫固定在深部组织上。在各种热凝固疗法中红外线热凝固疗法具有一定的优势：操作时不会产生电磁效应，对使用起搏器的患者更安全，也能用于孕妇；组织坏死的深度与波长相关但不会超过 3mm，因此组织坏死的范围可精确控制；可以用于治疗活动性出血；操作时间短，每个部位仅需 1~3 秒就可以达到组织凝固的效果。

三、总结

痔手术的演变历史是一个错综复杂、不断淘汰更新的过程。近年来，随着人们对痔认识的深入，手术目的和方法出现了明显的转变，并且开发出 PPH 和 DGHAL 等新的术式和操作技术。不过即便如此，目前还没有哪种术式或操作技术能够完美地适用于全部的痔病，传统术式和操作技术，包括各种痔切除术，仍有其独特的优势。因此我们在面对患者的时候应该根据具体病情并结合自己的经验以及设备条件，审慎地选择最适当的手术方式，在减轻或消除患者症状的同时尽可能减少术后痛苦、缩短术后住院时间、避免术后并发症的发生。同时我们还应该努力创新，争取开发出更加符合解剖和生理要求的新术式。

第二节　肛管直肠周围脓肿

肛管直肠周围脓肿是指肛管直肠周围软组织内或其周围筋膜间隙内发生急性化脓性感染并进一步形成的脓肿，简称肛周脓肿。脓肿破溃或切开引流后常形成肛瘘。通常认为这种非特异性肛门周围脓肿和肛瘘是一个疾病发展的两个阶段，脓肿是肛管直肠周围脓肿的早期阶段，是急性发作期，肛瘘是肛管周围脓肿的慢性期表现。

肛周脓肿的发病率不容易确定。任何年龄都可发病，20~40 岁为发病高峰期；男性发病率高于女性，在儿童和成人中性别分布相似，而 2 岁以下的婴幼儿中，绝大多数的脓肿患者为男性，且伴有肛瘘。

肛管直肠周围脓肿常见的致病菌是大肠埃希菌、金黄色葡萄球菌和链球菌和铜绿假单胞菌，偶有厌氧菌，多数是多种致病菌的混合感染。肛周脓肿致病菌的特点是内源性、多菌性和厌氧菌高感染率。

一、病因与病理

病因主要来自肛腺感染和肛周皮肤感染两个途径。

绝大部分肛管直肠周围脓肿由肛腺感染引起。细菌通过肛隐窝内的肛腺开口侵入肛腺后、在小腺管内繁殖，由于内括约肌张力的关系，分泌物不能排出，遂于此处形成小的原发病灶，随着感染的进一步发展，炎症沿肛腺导管先在括约肌间隙内形成原发性脓肿，然后脓肿向下、向外或向上播散至其他间隙，最后发展为不同部位的脓肿。因肛腺感染引起的肛周脓肿一般均为肠道细菌，常在齿线区留有内口，行脓肿切开引流术后常导致肛瘘的形成。

肛管直肠周围脓肿也可由其他原因引起：肛周皮肤感染如化脓性汗腺炎、毛囊炎、皮脂腺囊肿合并感染等均可引起肛周脓肿。此类感染引起脓肿的细菌多为金黄色葡萄球菌，脓肿一般不与肛直肠相通，脓肿切开引流后不形成肛瘘。此类患者约占所有肛周脓肿患者的1/3。常继发于结直肠、肛管或全身的慢性疾病，如克罗恩病、慢性溃疡性结肠炎、结核、性病淋巴肉芽肿、肛直肠肿瘤、白血病、淋巴瘤、肛周放疗、全身化疗、结核、肛周损伤、异物、肛裂、糖尿病以及医源性原因如注射疗法、外科手术、局麻感染等。

肛周脓肿播散途径肛腺感染后首先引起括约肌间感染。作为原发性脓肿，在肛管直肠周围脓肿中约占87%，90%以上的其他肛周脓肿均继发于此。肛管直肠周围间隙为疏松的脂肪结缔组织，感染极易蔓延扩散。括约肌间脓肿向下至肛周皮下间隙，导致肛周脓肿；向上进入直肠周围形成高位肌间脓肿或骨盆直肠间隙脓肿；向外穿过外括约肌形成坐骨肛管间隙脓肿；向后可形成肛管后间隙脓肿。

二、临床分类

肛管直肠周围脓肿有许多类型。分类方法因人而异。以肛提肌为界可分为肛提肌上脓肿和肛提肌下脓肿两大类；肛提肌上脓肿包括两侧骨盆直肠间隙脓肿、直肠后间隙脓肿和高位肌间脓肿；肛提肌下脓肿包括两侧坐骨直肠间隙脓肿和肛门周围脓肿。

肛管直肠周围脓肿分为腺源性致瘘性脓肿和非腺源性非致瘘性脓肿，分类如下。

（一）急性腺源致瘘性脓肿

①高位肌间致瘘性脓肿；②低位肌间致瘘性脓肿；③后方经括约肌坐骨直肠窝蹄铁形致瘘性脓肿；④前方经括约肌坐骨直肠窝致瘘性脓肿；⑤后方低位肌间单侧表浅坐骨直肠窝蹄铁形致瘘性脓肿。

（二）急性非腺源性非致瘘性脓肿

①肛提肌上骨盆直肠脓肿（多为盆腔感染）；②黏膜下脓肿；③坐骨直肠窝原发性感染；④黏膜皮肤边缘性脓肿；⑤肛周皮下脓肿。

三、临床表现

肛管直肠周围脓肿由于脓肿位置不同，临床表现也不尽一致，分述如下。

（一）肛门周围脓肿

肛门周围脓肿是最常见的脓肿，约占肛门直肠周围脓肿的 48%。此型脓肿距肛缘较近。常位于肛门后方或侧方皮下部，一般不大。局部疼痛显著，甚至有搏动性疼痛。病变处红肿较明显，明显触痛，脓肿形成时可有波动感。穿刺可抽出脓液。全身症状轻微，如早期使用抗生素，炎症偶可消退。病情发展可自行破溃形成低位肛瘘。也可能向肛窦排脓，形成"内口瘘"。偶可扩展到一侧或两侧坐骨直肠窝。

（二）坐骨直肠间隙脓肿

坐骨直肠间隙脓肿较为常见。约占肛门直肠周围脓肿的 25%。少数由原发性血行感染或外伤感染引起，绝大多数属于腺源性感染，经外括约肌向外扩散而形成，也可由其他肛管直肠周围脓肿扩散形成。坐骨直肠间隙较大，形成的脓肿亦较大较深，容量可达 60~90ml。初起时患侧出现持续性胀痛，随着炎症的增剧，症状逐渐加重，转为持续性跳痛，坐立不安，排便或行走时剧烈疼痛，可出现排尿困难和里急后重。全身症状明显，出现头痛、倦怠进而发热恶寒。早期局部体征不明显，后可出现患侧臀部大片红肿，局部明显触痛，直肠指诊患侧有深压痛、甚至波动感。若不及时切开引流，此型脓肿向皮肤穿破，将形成肛瘘，有时形成复杂的蹄铁形脓肿。

（三）骨盆直肠间隙脓肿

骨盆直肠间隙脓肿是一种少见的类型，占 2.5%，但很重要。位于肛提肌以上，顶部为盆腔腹膜。多由直肠肌间脓肿或坐骨直肠间隙脓肿向上穿破肛提肌进入骨盆直肠间隙引起，也可由直肠炎、直肠溃疡、克罗恩病、输卵管炎、直肠外伤引起。骨盆直肠间隙位置较深、空间较大，患者全身症状明显，而局部症状不明显。早期即有全身中毒症状，如发热、寒战、乏力、纳差等。发病初期可有直肠内明显沉重坠胀感，排便时加重，会阴部检查可无异常，直肠内指诊时，直肠壁饱满隆起，有压痛甚至有波动感。经皮肤穿刺抽出脓液可确诊，必要时做直肠内超声、CT 或 MRI 予以证实。

（四）直肠后间隙脓肿

位于骶骨前方直肠后方，上为盆腔腹膜，下为肛提肌。这类脓肿可向上穿入盆腔，向下穿入坐骨直肠窝内。常由肛腺感染所引起，括约肌间脓肿、直肠损伤、直肠狭窄、直肠炎、坐骨直肠窝脓肿、尾骨和骶骨炎症等也可引起。症状与骨盆直肠间隙脓肿相似，全身感染症状重，如畏寒、发热、乏力和食欲下降等。局部可有直肠坠胀感、骶尾部疼痛，可放散到会阴部及下肢。体检时肛门周围外观无异常，尾骨与肛门之间有深部明显压痛，直肠指检可扪及直肠后壁外隆起肿块，明显压痛有时可触及波动，穿刺抽出脓液可确诊。此病应与骶骨前囊肿、畸胎瘤和脊索瘤等疾病相鉴别。

（五）直肠黏膜下脓肿

脓液沿着肛腺向肛管扩展引起，位于直肠黏膜和肌层间的结缔组织内，较少见。黏膜下脓肿经常是肌间脓肿的一部分，一般较小，不到 1/3 肛周，多位于直肠下部的后方或侧方。肛门内有坠胀感，排便、行走时疼痛加重。直肠指检可扪到直肠壁上卵圆形隆起，有触痛和波动感。脓肿可自行破溃由肛隐窝或直肠黏膜穿入肠腔，形成"内瘘"。

（六）括约肌间脓肿

括约肌间脓肿分为高位和低位两类。脓肿由肛隐窝感染引起，感染向头端蔓延表现为直肠低位的肿块，表现为直肠或肛门不适，并随排便而加重，经常出现直肠的胀满感，若脓肿破溃，可见脓液自肛管排出。检查肛门外观无异常，直肠指检直肠下端可扪及黏膜下光滑的肿块，边界清楚，触痛，内镜下检查如从肛隐窝发现脓液流出，即可做出诊断，肛管 MRI 检查可以做出明确诊断。

四、诊断与鉴别诊断

（一）诊断

根据上述的临床症状及体征，肛管直肠周围脓肿的诊断并不困难，若有困难可行直肠腔内超声检查、CT 或 MRI 检查，明确脓肿部位及脓腔大小。

（二）肛管直肠周围脓肿

需要与下列疾病鉴别：

1. 泌尿生殖器官炎症

男性肛门前部脓肿向前扩展至尿道球部时可以和尿道周围脓肿混淆。尿道炎、尿道狭窄的病史和曾经使用过尿道探子或膀胱镜检查的历史可以帮助鉴别。女性患者巴氏腺感染化脓常被误诊为肛门前部低位脓肿，前者无肛周疼痛，脓肿位置特殊。

2. 骶前囊肿和囊性畸胎瘤感染

成年人骶前囊肿和隐匿性骶前畸胎瘤感染也常被误诊为肛门后部脓肿。仔细询问病史、查体、必要时做 CT 或 MRI 可作出鉴别。

3. 结核性脓肿

少数骶髂关节结核、耻骨坐骨支结核脓肿可以出现在肛周。一旦发生混合感染就容易和肛门周围脓肿混淆。结核性脓肿无混合感染时没有明显的炎症表现。

4. 肛门周围皮肤感染

肛门周围毛囊炎、疖肿和较大的皮下脓肿也应与肛门周围脓肿相鉴别。毛囊炎、疖肿顶端有脓栓，皮下脓肿局部疼痛明显，但没有直肠或肛管坠胀感，不影响排便。

五、外科治疗

(一) 治疗原则

肛管直肠周围脓肿一旦诊断明确应尽早手术治疗。一般情况下，抗生素对治疗肛管直肠周围脓肿的作用很小，应用抗生素保守治疗的方法经常无效，且可使病情进一步发展，导致更复杂的脓肿形成，并可能损伤括约肌。但对于患有复杂性、高危性疾病，如免疫抑制、糖尿病、广泛的软组织蜂窝织炎，尤其是伴有心脏瓣膜病或人工心脏瓣膜移植以及全身脓毒血症的患者，应考虑使用抗生素。早期可根据经验应用广谱抗生素，后期可根据脓液培养、药敏结果选用合适的抗生素。

(二) 手术方式的选择

手术方式的选择需根据不同的脓肿类型而定，复杂性脓肿可能需要采取多种手术方法。肛管直肠周围脓肿的手术方式大体分三种：①切开引流手术；②一期根治术；③保留括约肌式。手术目的就是避免脓肿残留、保证引流通畅、避免损伤括约肌、最大限度保留肛门功能。

1. 切开引流术

(1) 肛门周围脓肿：取截石位、折刀位或左侧卧位，肛周常规消毒，局麻或腰麻，于肛缘 1.5cm 以外脓肿波动最明显处做放射状切口，切口大小与脓肿直径相等。切开皮肤至皮下，用止血钳钝性分开脓腔，有脓液流出后，扩大创口，食指伸入脓腔，分离脓腔纤维隔，使引流通畅。修剪皮瓣切口成梭形，可冲洗脓腔，脓腔内置入凡士林纱条或碘仿纱条引流（无须填塞），用敷料包扎。24h 后除去引流。术后常规换药。

在脓肿引流的同时，仔细探查，若发现内口，瘘管表浅位于皮下者，可将瘘管切开，刮除坏死组织，切除少许皮肤、皮下组织及内口周围组织。若瘘管穿过外括约肌的皮下部或浅部，可在引流的同时行肛瘘挂线术，避免第二次手术。若未发现明确的内口，不必强行寻找，以免造成假道。若后期形成肛瘘，可在肛瘘形成 3 个月后，行肛瘘手术。

（2）直肠黏膜下脓肿：截石位，局麻或腰麻，肛周皮肤及直肠内黏膜消毒，拉钩牵开肛门，在黏膜突起处穿刺抽出脓液确定脓肿部位，用手术刀纵向挑开或用电刀切开直肠黏膜，放出脓液，扩大切口或切除脓肿表面的黏膜，充分引流，用干无菌棉球蘸去脓液或冲洗脓腔，仔细止血，脓腔填塞油纱引流条。

（3）坐骨直肠间隙脓肿：骶麻或腰麻生效后，患者取截石位或折刀位，常规消毒，在红肿中心处用粗针头穿刺抽出脓液，确定脓肿位置，距肛门缘 1.5cm 以外作前后方向的切口，切开皮肤与皮下组织，扩大切口，食指钝性分离纤维隔，清除脓液和坏死组织，充分引流。若脓液的量超过 100ml，多提示脓肿已累及对侧坐骨直肠间隙或同侧的骨盆直肠间隙，应仔细探查，避免遗漏脓腔、延误治疗。若脓腔较大，或已累及对侧，可做多个切口，行对口引流。修剪切口两侧皮瓣呈梭形，填塞引流纱条，纱布包扎。

坐骨直肠间隙脓肿切开引流后，大多会形成肛瘘，因此引流脓肿切开的外口尽量靠近肛缘，否则后期的瘘管切开术就会导致一个需要长时间才能愈合的大伤口。

（4）骨盆直肠间隙脓肿：骨盆直肠脓肿相对较少见，在多数报道中少于 2.5%。脓肿发生的病因决定治疗方案，因此类脓肿可能是由括约肌间脓肿及坐骨直肠间隙脓肿上行导致，或由盆腔脓肿的下行引起，如果脓肿起源于肌间，应该通过直肠内引流，若经坐骨直肠间隙脓肿引流，可导致括约肌间上肛瘘；若脓肿起源于坐骨直肠间隙脓肿，应经会阴皮肤引流而不是经直肠内引流，否则会发生括约肌外肛瘘；若脓肿起源于盆腔，根据脓肿的指向，可能需要通过直肠、坐骨直肠窝或腹壁经皮下引流。

①外引流：取截石位或折刀位，手术切口稍偏肛门后外侧，左手食指插入直肠内触及脓肿作引导，右手经皮穿刺，抽得脓液确定脓腔位置，确定切开方向及深度。前后方向切开皮肤、皮下组织后，按左手食指指引的方向，用血管钳钝性分开脂肪组织和肛提肌，进入脓腔，扩大创道，排尽脓液，于脓腔内放置胶管引流。

②直肠内引流：显露直肠壁，穿刺抽吸确定脓肿位置，用刀锐性切开或用弯血管钳直接分开，经切口放入单头导管，再将导管经直肠引出肛门外皮肤固定。如脓腔较大，术后以生理盐水或抗生素溶液间断冲洗脓腔，数天后拔除引流管。

(5) 直肠后间隙脓肿：切口偏向后侧，穿刺抽脓在直肠与尾骨之间进行，由前向后切开，避免切断肛尾韧带，经坐骨直肠窝引流。直肠后脓肿可以与两侧坐骨直肠窝之间交通，可出现两侧坐骨直肠间隙脓肿或称作马蹄形脓肿，此时须做坐骨直肠间隙脓肿的对口切开引流。如脓肿突向直肠腔时，也可经直肠内切开引流。

(6) 括约肌间脓肿：骶管或硬膜外麻醉，用合适的肛门扩张器显露病变，切除覆盖脓肿及瘘管的内括约肌、黏膜及相关的肛窦隐窝部分，若有出血可将直肠切缘与下方的内括约肌缝合止血，伤口敞开引流。患者保持大便柔软、坐浴治疗。

脓肿切开引流术是治疗肛管直肠周围脓肿最传统的方法，在临床运用较广泛，国内外学者对此做了大量研究和报道。但在单纯切开引流的同时，是否寻找并处理瘘管以及如何处理瘘管有不同的意见。支持一期瘘管切开者认为，急性期由于存在脓液能够更好地追踪感染的进程，行一期瘘管切开能清除感染源，减少复发率，避免以后的手术，从而减少潜在的并发症。反对者认为，由于急性炎症的存在，术中寻找内口困难，很容易形成假道而忽略真正的感染源。随着无创技术如纤维蛋白胶和肛瘘栓等技术的出现，部分以前支持行一期瘘管切开者，开始选择先行引流，待肛瘘形成后，使用上述的微创方法治疗，以避免损伤任何括约肌。但这些无创技术（纤维蛋白胶、肛瘘栓、生物条带填塞）的治愈率报道不一。

2. 脓肿一次性根治术

由于肛管直肠周围脓肿单纯行脓肿切开引流术往往达不到根治的目的，绝大多数形成肛瘘，因此，近年来多主张行一期根治术，即在切开脓肿引流的同时，找到原发灶，一并切除或挂线，使脓肿一期愈合，避免二次的肛瘘手术治疗。国内许多学者，在这方面进行了有益的探索，积累了许多宝贵的经验，更重要的是提高了一次性治愈率，减轻了患者的痛苦。

（1）一期切开根治术：指在切开排脓的同时，仔细查找到内口，切开内口与切口间组织，清除全部坏死组织，修剪创缘两侧通畅引流。主要适用于低位肛管直肠周围脓肿，如肛周皮下脓肿、坐骨直肠间隙脓肿、直肠后脓肿等；但须除外以下情况：克罗恩病患者；获得性免疫缺陷综合征（AIDS）患者；女性前方瘘管并且有会阴切开术病史的患者。行一期切开根治术应遵循个体化的原则，并由对局部解剖熟悉的医生实施。一般情况下，低位肛管直肠周围脓肿内口多在相应的肛窦附近，便于准确寻找，切开时一般不会损伤肛管直肠环，既引流了脓肿又根除了感染源，可获得很高的临床治愈率。

该术式的关键在于找到内口。首先初步判定内口位置，再用相应方法寻找内口。

①肛门镜检查法：用肛门镜检查可发现，一般肛门直肠周围脓肿的病灶处的肛隐窝均有炎症表现，局部充血明显，肛乳头增大，隐窝加深形成凹陷，用手指压迫脓肿部位，有脓液溢出的肛隐窝即为内口所在。

②探针探查法：在肛门镜的显露下，用球头探针探查疑似内口的肛隐窝，探针容易进入者或有脓液沿探针溢出的肛隐窝，即是内口。

③脓腔探入法：若寻找内口困难，可先切开脓肿、清除脓液，左手食指置入肛内做引导，在脓腔内用探针仔细探寻内口，如食指触及探针或仅隔一层黏膜处

即为内口，应避免过度用力形成假道。

（2）切开挂线术：1970年张有生在吸取和总结切开挂线术治愈高位复杂性肛瘘的经验基础上，将其应用于治疗肛周脓肿。即在切开引流后当即寻找原发感染肛窦内口，进行挂线手术，获得一期治愈。主要适用于高位肛管直肠周围脓肿，如骨盆直肠间隙脓肿或肛管直肠环以上的高位坐骨直肠间隙脓肿。切开挂线术实际上是一种慢性"切开"和牢固、持久的对口引流术，不怕感染，也不会使炎症扩散，具有切割、引流、标记及异物刺激四种作用。此方法提高了一次治愈率，避免了肛门功能的严重受损。

具体步骤：硬膜外麻醉，取截石位，在肛缘外侧脓肿顶部与内口对应位置做一放射状小切口，查清脓腔与内外括约肌和肛管直肠环的关系及内口位置。清理脓腔，用球头探针找到内口，在内口和小切口之间沿探针切开皮肤和皮下组织，露出肛管直肠环，用7号丝线将一条橡皮筋，固定在探针上，绕过肛管直肠环拖出探针，橡皮筋包绕肛管直肠环，适当勒紧橡皮筋并结扎牢固，使橡皮筋保持适当张力。脓腔周围组织无明显炎性浸润时挂线宜紧，炎性浸润严重时挂线宜松；脓腔内侧距肛门远时挂线宜紧，距离近时宜松。修剪切口边缘皮肤，止血，脓腔内放置橡皮管引流。创腔内填塞油纱，外敷纱布固定。术后常规换药，定期多次收紧橡皮筋，使之始终保持适当的张力，直至将其间的组织全部勒开。

随着临床经验的不断积累，临床医师对挂线术进行了不断的改良和创新，挂线方式经历了由实挂到虚挂，由单根挂线到多根挂线、挂线材料亦是多种多样，如橡皮筋、橡皮片、丝线、药线等，由此衍生出多种术式，临床疗效明显改善，尤其是对治疗复杂性脓肿，可减少创伤、较好地保留肛门功能。

3. 保留括约肌术式

保留括约肌术式也属于根治手术，但更强调对肛门功能的保护。正如美国结直肠医师协会指出的，脓肿治疗应注意权衡括约肌切断的程度、术后治愈情况和功能损伤程度。比较有代表性的术式如下：①直肠内壁挂线术。1990年，徐子鹏等最早提出直肠内壁挂线术。②肛管直肠周围脓肿保存括约肌一次性根治术。该术式由高野正博等根据肛瘘的保存括约肌术式提出，分别针对低位肌间脓肿、高位肌间脓肿、坐骨直肠间隙脓肿及骨盆直肠间隙脓肿而设。③保留括约肌挂线术。谷云飞等于 2006 年首先提出保留括约肌挂线术。据报道达到了既一次性治愈瘘管性肛管直肠周围脓肿，又完整保留肛门外括约肌的目的。

目前保留括约肌术式处于临床研究阶段，需要严格掌握适应证，不断总结手术技巧和积累手术经验。

（三）手术注意事项

1. 切口定位

脓肿切开前先行穿刺抽脓确定位置后再切开引流。

2. 切口设计

根据脓肿类型决定切口位置，浅部脓肿行放射状切口，深部脓肿距肛缘约 2.5cm 行前后方向的切口，避免损伤括约肌，但切口尽可能靠近内侧。

3. 引流通畅

切开脓肿后，用食指伸入脓腔，分开脓腔的纤维分隔以利引流。

4. 脓液培养

术中脓液送细菌培养及细菌药敏试验、指导术后抗生素的应用，控制感染。

目前为止，手术是治疗肛管直肠周围脓肿最有效的方式。在治愈脓肿的同时应避免损伤括约肌、最大限度地保留肛门功能。手术方式众多，应根据不同类型、不同部位的脓肿，以及患者的自身状况等，选择最佳、合理的术式。对于复杂性、复发性肛管直肠周围脓肿，可以联合两种或两种以上的术式，以期达到满意的远期疗效。对复杂性肛管直肠周围脓肿、复发性脓肿应适当借助直肠腔内三维超声、CT、MRI 等辅助检查手段，以明确诊断、防止遗漏病变，以免复发。

目前对于肛管直肠周围脓肿的治疗较之以往有了很大进步，治愈率明显提高，但仍有一定的复发率，各家报道不一，这可能和入组的肛管直肠周围脓肿的类型、采取的手术方式、术者经验、随访时间等因素有关。

随着对肛管直肠周围脓肿病因、发病机制的进一步认识及临床研究的进一步深入，新的生物材料、新的治疗方法和更加完善的手术方式将不断出现。

第三节　肛　瘘

一、概述

肛瘘是肛管或直肠与肛周皮肤相通的肉芽肿性管道，即肛管直肠瘘的简称，是常见的肛管直肠疾病之一。一般由原发性内口、管道、继发性外口3部分组成，但也有仅具有内口或外口者。有2个或2个以上内口或外口，有2条以上瘘管或有支管、盲管的称为复杂性肛瘘。经久不愈或间歇性反复发作为其特点，其发病率在我国约占肛肠病的1.67%~3.6%，国外约占8%~25%。大约80%的肛瘘是由于肛窦感染造成肛周脓肿局部破溃迁延不愈形成的，少数为特异性感染，如结核、克罗恩病、溃疡性结肠炎，肛管直肠外伤和肿瘤继发感染破溃也可形成肛瘘，但极少见。临床上，按瘘管位置高低可分为低位单纯性肛瘘、高位单纯性肛瘘、低位复杂性肛瘘和高位复杂性肛瘘四种。

二、肛瘘的外科治疗

肛瘘一旦形成，很难自愈，手术仍为治愈肛瘘的最有效方法。若手术方法选择不当，不仅可以导致肛瘘久治不愈、反复发作、甚至造成肛门失禁、肛门畸形。高位复杂性肛瘘由于病变位置高、管道多弯曲复杂、常有支管、深部无效腔，治疗上存在难度大、复发率高、并发症后遗症多等问题，而被国内外专家称为难治性肛瘘。特别是，高位复杂性肛瘘是肛肠外科领域中的难治性疾病之一。肛瘘手术，无论是保留括约肌式式还是切断括约肌式式，都面临一个棘手问题，就是术后复发。虽然医学影像技术和外科手术操作在不断进步，但肛瘘的术后复发率高仍为肛肠外科亟待解决的重要问题。

肛瘘的手术方法很多，手术方式应根据不同病情酌定。无论选择何种手术，其原则是首先保护肛门功能，采取无痛、微创、整形手术，尽可能少地损伤肛管括约肌，最大限度地保护肛门括约肌功能，以免造成肛门失禁。对于病情复杂，再次手术不能完全避免损伤括约肌功能，从而导致大便失禁者，应该允许患者在定期随访的前提下带瘘生存。不论采用何种手术方法，手术成败的关键在于：①准确寻找和处理内口；②正确处理全部病灶；③合理处置肛门括约肌；④创口引流通畅。目前肛管直肠测压法已成为研究肛门直肠生理、病理推断肛肠疾病、评价手术效果的重要方法。许多肛管直肠疾病需在手术和治疗前后检查肛管直肠功能。

三、肛瘘的术式选择

（一）切断括约肌术式

1. 肛瘘挂线术

挂线术历史较为悠久，是我国中医治疗肛瘘的主要方法。此种方法在我国应用甚为广泛，主要适用于高位肛瘘、肛管直肠环未纤维化的高位肛瘘以及作为复杂性肛瘘切开或切除术的辅助方法。其挂线原理是利用橡皮筋的弹力收缩作用（药线还有腐蚀作用），使被勒割组织血运障碍，逐渐压迫坏死，橡皮筋尚有引流作用使瘘管内渗液排出，防止发炎。在勒割时基底创面生长肉芽组织，同时边勒割边修复不致括约肌急剧切断，故不会造成肛门失禁。肛管周围组织缺损少，瘢痕小，不会造成肛门畸形。此法最大优点是不会造成肛门失禁，还具有操作简单、出血少、在橡皮筋脱落前不会发生切口假性愈合等优点。

2. 肛瘘切开术

中医最早有关于肛瘘切开的记载是在清代的《外科图说》中。肛瘘切开术是在明确从内口到外口的整个瘘管走形的情况下直接切开瘘管及其支管的手术方式，多与挂线术连用。此术式是肛瘘最基本的手术，较常用。其主要适用于低位肛瘘或作为高位肛瘘瘘管位于肛管直肠环以下部分的辅助方法。此种术式最重要的特点是恢复较挂线术快，其缺点是快速切断括约肌存在损伤肛门功能的可能。

3. 肛瘘切除术

肛瘘切除术主要应用于低位肛瘘。在明确瘘管走行的前提下将瘘管完全切除后，创面开放或Ⅰ期缝合。该术式切口愈合较快，对肛门的功能影响较小，病人痛苦少，住院时间短，但易损伤肛门括约肌引起肛门失禁。

4. 肛瘘切开挂线术

切开挂线术是在继承肛瘘挂线术的基础上，吸收现代解剖知识发展起来的中西医结合的新术式，即低位切开、高位挂线，故名切开挂线术，是目前最常用的手术方法，也可以说是更好地保留括约肌功能的术式。适用于高位复杂性肛瘘、蹄铁形肛瘘、骨盆直肠间隙肛瘘、直肠后间隙肛瘘。切开挂线术主要作用有切割、引流、标记、异物刺激。通过炎性反应引起的纤维化而使括约肌断端与周围组织粘连固定，断端不会因切断而回缩，边勒开边修复，能较好解决高位肛瘘完全切开导致肛门失禁的问题。该术式操作简便、易于掌握、安全有效，对肛门功能无大影响。缺点是挂线剧痛，创面过大，愈合时间较长。

5. 肛瘘切除缝合术

肛瘘手术采用一期缝合的方法适用于已纤维化的低位单纯瘘或蹄铁形肛瘘的支管部分或瘘管形成较好很少并发支瘘管和脓肿者。手术操作同于肛瘘切开术，术中将已切开的瘘管加以清除并逐层缝合。该手术能减少创伤，缩短伤口愈合时间，在理论上有一定吸引力。但在临床手术中，常常因为肛瘘内口缝合处理不当，瘘管切除不彻底致使手术失败，或导致术后复发。

6. 切开挂线对口引流术

适用于蹄铁形肛瘘和高位复杂性肛瘘。蹄铁形肛瘘手术方法较多，以切开挂线对口引流术最为常用，但各家的具体操作又不完全相同。本法提高了肛瘘的治愈率，减少了复发率，并保护了肛门括约肌的功能及肛周皮肤的完整性，疗程短，痛苦少。

（二）保留括约肌的术式

1. 肛门括约肌间瘘管结扎术

肛门括约肌间瘘管结扎术首先自外口加压注射 0.9%氯化钠溶液或甲硝唑溶液，确定内口位置，沿内外括约肌间沟做瘘管上方弧形切口，靠近内括约肌内口处缝扎瘘管，再探查瘘管确认其已被切除，搔刮瘘管，关闭外括约肌缺损。手术的优点在于保留了肛门括约肌，减少组织创伤，缩短住院时间。缺点是复发率较高。

2. 肛瘘栓

肛瘘栓是一种由美国开发不涉及大面积切开瘘管的肛瘘治疗方法。其治疗核心是使用来自猪小肠黏膜组织的可吸收生物材料，作为生物支架刺激植入者肛瘘损伤部位的组织修复和重建。现在由于此种方法的治愈率较低，已经不提倡将其作为首选治疗术式。

3. 纤维蛋白胶

传统肛瘘术式的共同缺点是创伤大、愈合时间长，部分患者可出现肛门功能受损甚至大便失禁。因此，一些学者，甚至美国肛瘘治疗指南都建议，把"带瘘生存"作为复杂肛瘘患者维持生活质量的方法。纤维蛋白胶是由纤维蛋白原和凝血酶浓缩物组成。其基本原理是刺激成纤维细胞增殖，促进内皮细胞生长，填充瘘管，从而封闭瘘管。其基本方法为确定肛瘘内外口后，充分清理瘘管，清除坏死组织及新生肉芽组织，封闭内口，注入纤维蛋白胶，促进瘘管封闭，创面愈合。此种术式在早期治愈率上取得了极大的成功，然而在远期随访中发现其治愈率逐渐下降，最低仅为14%。研究表明，纤维蛋白胶形成的块状物质脱出，内口位置的确定以及炎症组织引流不充分可能是此种术式治愈率低的原因。目前对此疗法尚存在一定的争议，临床应用还需要进行深入的研究。

4. 肛瘘镜视频辅助系统

可视辅助系统下肛瘘治疗术是可视条件下肛瘘的新型治疗方式，其大体分为诊断和手术治疗两个阶段。在诊断阶段应用肛瘘镜在可视条件下自外口进入瘘管，同时注入甘露醇液扩张瘘管，瘘管出口即为内口，予以标记。在手术阶段，主要目的是破坏搔刮引流瘘管，封闭内口。具体应用电极条置于外口处，应用电极刀烧灼切除瘘管壁，自内口充分引流坏死组织，然后用直线吻合器对内口进行切除吻合，此种术式的手术成功率可达 73.5%。其主要缺点是由于肛瘘镜的进入，过度扩张瘘管，存在掩盖其他瘘管走行的风险；同时电极刀的热损伤也是不容忽视的；再者由于闭合内口时需要使用闭合器等器械，增加了手术费用。

5. 瘘管激光烧灼封闭术

瘘管激光烧灼封闭术是一种应用激光探针破坏瘘管上皮组织从而清除瘘管的治疗肛瘘的新技术，手术成功率可达84%。此术式的优点在于可以反复地烧灼破坏瘘管上皮组织，不易遗留死角。然而其最主要的缺点在于应用激光烧灼的热损害深度不易控制，对括约肌的影响有待评估。

6. 黏膜皮瓣推移术

黏膜皮瓣推移术是利用切口上方游离直肠黏膜肌瓣或切口下方游离肛管皮瓣修复肠壁缺损，使直肠内细菌不能再进入瘘管，同时清除瘘管感染灶，闭合内口的术式，其多应用于高位复杂性肛瘘的治疗。此种术式明显修补了肠壁缺损，减少了手术创伤，缩小创面，加快患者愈合。此种术式的主要缺点在于游离皮瓣的手术过程复杂，并在游离皮瓣存在缺血坏死的可能，因此就造成了肠壁更大的缺损。此外，解剖的创伤和局部慢性炎症也对括约肌功能造成一定的影响。

7. 动物脂肪干细胞

成年人的间充质干细胞具有抑制炎症，及多向分化功能。应用其填充瘘管不仅可以促进瘘管关闭，加速愈合，并且还具有一定的炎症抑制功能。简要手术过程为提取自体皮下脂肪细胞，将其注入搔刮好的瘘管，缝合内口的瘘管里，同时封闭外口，促进创面愈合。

四、思考与探索

由于肛瘘不能自愈必须手术治疗的特性，使得对其明确的诊断显得尤为重要。较为简单的临床诊断即可初步诊断肛瘘，结合肛周的核磁共振影像及肛管腔内超声更可以确定诊断。然而，手术中我们仍会遇到一些困难，如果解决不好仍会造成手术失败。

（一）准确寻找内口

肛瘘的发病部位及走行直接影响到手术术式的选择及预后情况，而其内口位置的确定及处理更是肛瘘手术成功与否的关键。由于肛瘘内口往往都是肛瘘感染的原发灶，只有正确寻找及处理原发灶，才能有效降低肛瘘的复发率。瘘管相关的术前检查是必需的，比如轻柔地应用探针从肛瘘外口探查瘘管，可以直接找到部分肛瘘的内口。各种形式的辅助检查也可以大大增加内口寻找的概率，如肛周核磁共振、肛周 CT、瘘管造影、肛管腔内超声。即使我们在术前明确了内口的位置，在术中实际寻找时仍存在很大的误差，需要手术医生在实际工作中加以总结。视诊、触诊及瘘管探查也是临床医生常用的两种方法。肛瘘的内口由于反复的炎症刺激周围的组织会形成炎性增生，同时局部组织破坏挛缩使得内口可能出现小的凹陷，触诊可触及硬结。视诊可见局部暗红水肿。对于一些外口明确瘘管较为清晰的肛瘘，可应用探针轻柔地自外口顺瘘管缓慢探入，同时食指于肛内指引，可直接找到内口。内口位置确定的另外两种方法分别为自瘘管注射过氧化氢溶液或亚甲蓝溶液。自外口注入过氧化氢溶液可见少量气泡自内口涌出，从而确定内口位置。而经外口注入亚甲蓝溶液则可更直观地看到内口处蓝染，瘘管被染色，为完整手术处理瘘管壁起到了指引的作用，同时亚甲蓝具有神经末梢破坏作用，可较长时间地减轻患者术后疼痛。当然，也有学者认为亚甲蓝染色污染创面，使局部组织解剖结构不易辨认，造成手术困难，因而更热衷于向瘘管内注入气体，观察内口气泡的涌出。手术中，如果上述方法都没有让我们顺利地找到内口，我们还可以部分切除外括约肌皮下部的瘘管，同时牵拉瘘管，可看见内口处随牵拉出现凹陷，从而找到内口。最后，也是我们最不愿看到的情况，应用现有的所有方法仍不能确定瘘管及内口的位置时，不能盲目处理瘘管及可疑内口，以免损伤括约肌，影响肛门自制功能，可先处理局部感染部位，彻底清创引流，待3~6个月后瘘管清晰后再次手术处理。

（二）无明确外口的肛瘘处理

绝大部分的肛瘘是由于肛窦感染，局部组织压力升高，向肛周表皮引流，迁延不愈形成的。这就意味着，有部分发病较早或局部压力未足以使感染蔓延至肛周表皮形成外口的肛瘘存在。对于此种肛瘘，较为少见，常常合并复杂性肛瘘，临床诊断较为困难，常常出现漏诊，造成肛瘘再发。诊断主要依赖术前的影像学检查。对于这种肛瘘，有学者提出，首先可应用触诊的方法初步探查肛瘘的复杂程度、深度、分支及走行，然后确定内口位置，自内口轻柔地向肛周表皮探查，于可疑外口处做放射状切口切开皮肤，切除部分瘘管，处理内口，以免造成肛门失禁及再发。

（三）多瘘管复杂肛瘘的处理

多瘘管复杂性肛瘘包括多个外口一个内口的马蹄形肛瘘，及有独立外口且内口同时发生的肛瘘。多瘘管复杂肛瘘的治疗要点在于如何全面彻底地处理各个内口及瘘管，不损伤括约肌，不影响患者的肛门自制功能，并且有效降低复发率。根据笔者经验，在条件允许的情况下应尽可能一期处理全部瘘管，可以采取多种手术方法相结合的方式，减轻患者病痛及心理负担。如应用肛瘘挂线术，若为一个内口多个外口，可选择就近外口部分切除，内口挂线引流，其余浅表外口切开引流。若为多个内口，内口距离较远时可同时适当挂线治疗，内口距离较近时可采取一松一紧双挂线，使其中一个橡皮筋先掉，另一个橡皮筋后掉，保护肛门功能。同样也可以将瘘管栓，瘘管烧灼技术等与肛瘘挂线术相结合，减少肛周皮肤破坏，加快愈合，增加手术治愈率，微创治疗。

（四）克罗恩病肛瘘的处理

大约30%的克罗恩病患者会遭遇肛周疾病的困扰，其中包括肛瘘的发生。此种肛瘘多为复杂性肛瘘，瘘管较多，有多个分支。克罗恩病相关的肛瘘和其他肛窦感染性肛瘘一样存在急性期和慢性期。急性期期间控制感染仍是肛瘘治疗首要解决的问题。在治疗中对于无症状的克罗恩病（Crohn's disease）肛瘘处于静止期不需要治疗。对于低位的克罗恩病肛瘘可以应用瘘管切开术治疗，手术治愈率为 62%~100%，创口需要 3~6 个月才能愈合。对于较复杂的克罗恩病肛瘘可应用长期挂线引流作为姑息性治疗。松弛的挂线可以起到引流的作用，这种引流方法可长期用于治疗，不必切开瘘管，以防引起肛门失禁。该方法也适用于艾滋病继发的肛门直肠感染，可以减少脓肿的复发次数，有效率可达 48%~100%。对于直肠黏膜肉眼观察正常的情况下复杂性的克罗恩病肛瘘，可以应用黏膜推移瓣闭合的治疗方法，但在发作期及活动期均不适宜进行手术治疗。美国应用肛瘘栓、纤维蛋白胶封堵术克罗恩病的肛瘘治疗是一个有效的方法，但远期疗效有待于进一步研究。

（五）肛瘘癌变的处理

肛瘘癌变被认为是因肛瘘反复慢性感染造成的，病情常在十年以上。由于长期的慢性炎症刺激，伤口常有硬结的形成，黏液分泌物增加，以及伤口的疼痛被认为是癌变的先兆，应引起高度的重视。发生癌变的肛瘘，排出分泌物的性质发生变化，有血性的胶冻状，有时会有坏死的组织。病灶形成的肿块进行性增大、变硬，有浸润性生长趋势，发展较快，有的病灶可以造成肛管直肠狭窄，但最终诊断还有赖于病理活体组织检查。病理组织的特点是黏液腺癌占多数，但也有少数病人为鳞状上皮癌，主要取决于原发病灶的发生位置。

肛瘘癌变一经诊断应尽早手术为宜，以鳞状上皮癌为主的肛瘘癌变一般主张先行放射治疗，在病灶得以控制时再采取根治手术治疗。较小的病灶可在放疗后考虑局部切除，凡属于黏液腺癌、腺癌和较大范围的癌变患者，多数学者认为应该进行广泛的腹会阴联合切除手术，以及采用术后的放化疗。

五、总结

肛瘘一旦形成，自然愈合的机会极少，多数均需手术治疗。最大限度地保护肛门功能、降低复发，仍是广大肛肠外科医生面临的难题。因此，恰如其分地选择合理的手术方法至关重要。另外"带瘘生存",亦应得到医生的重视,不应为盲目追求手术根治而忽视其可能带来的严重后果。

目前,肛管直肠压力测定已成为研究肛管直肠生理、病理推断肛肠疾病、评价手术效果的重要方法。因此,肛管直肠疾病需在治疗和手术前后进行肛管直肠压力测定,来评估其肛管直肠功能。

由于低位单纯性肛瘘不涉及括约肌或只涉及浅层括约肌组织,临床上使用瘘管切开术治疗是完全可行的,平均3~4周左右可以治愈,创面恢复良好,肛门功能正常。同时也可以应用肛瘘栓、生物胶等方法,但是治愈率均低于瘘管切除术。因此,瘘管切除术是低位单纯性肛瘘的首选术式。

针对复杂性肛瘘,由于熟练程度,治疗费用等各种原因,我国应用最为广泛的术式仍为肛瘘切开挂线术,此种术式配合肛瘘切除及瘘管切开等术式,不仅在急性感染期可以起到引流、标记的作用。对于恢复期肛瘘仍有对括约肌缓慢切割的作用,保护括约肌功能,防止大便失禁。随着科学技术的不断进步,诊治水平的不断完善,肛瘘的治愈率也会大大提高,造福于人类。

第四节　直肠脱垂

直肠脱垂是指肛管、直肠甚至乙状结肠下端肠壁黏膜或全层向下移位而脱出肛门。直肠脱垂多见于儿童和中老年女性,在儿童多是一种自限性疾病,5岁前可自愈,成人多需手术等治疗。50%~70%的直肠脱垂患者伴有大便失禁,大便失禁在老年人中尤其多见。

一、流行病学

直肠脱垂确切的患病率尚不清楚。各年龄组均可发病,儿童直肠脱垂一般发生在3岁以下,特别是1岁以内的儿童,这个年龄阶段,直肠黏膜往往很松弛,所以,直肠黏膜脱垂比直肠全层脱垂更常见。大多数研究表明男女发病率相等。儿童型多在5岁前逐渐消失,可自愈。部分直肠脱垂见于患有脊髓脊膜膨出、脊柱裂、营养不良等疾病的儿童，一般认为直肠缺乏支撑是导致直肠脱垂的原因。此外，一些囊性纤维化病、炎性肠病或肠道寄生虫病的患儿可能出现直肠脱垂。

成年人直肠脱垂若致病因素存在，脱垂将逐渐加重。成年人直肠脱垂的女性的发病率高于男性，男女比率大概为 1 : 6。对女性，直肠脱垂的发病率随年龄的增长而升高，年龄越大，这种趋势越明显。经产妇更多见，也可见于未经产妇，部分病人患有失禁，50 岁以后是患病的高峰年龄。而男性直肠脱垂的患者年龄大约在 20~40 岁之间，呈现年轻化趋势，而且男性经常有潜在的易感因素。

直肠脱垂的发生存在种族差异，白人中多见（发病率为 5.4%~11%），亚洲人其次，黑人中少见（发病率为 0.6%~2%），这可能与不同种族的盆底结构、肌肉和结缔组织的质量不同有关，也可能与不同种族的文化和生活习惯有关。

二、发病原因

直肠脱垂的确切病因尚不完全明了，可能与多种因素有关，如解剖学因素、慢性腹压增加、盆底软组织缺陷，以及其他因素如衰老、低雌激素、肥胖、嗜烟、手术史等。

（一）解剖学因素

正常脊柱所具有的脊柱曲度和骨盆倾角使腹腔脏器的重心前移，离开骨盆，从而导致直肠弯曲穿过骨盆。人体直立时，脊柱腰弯向前，骶弯向后，骨盆上口向前下方倾斜，因而封闭骨盆下口的盆底不呈水平位，而是斜向后下方与地平面形成 10°~15° 夹角，直肠在骶骨凹窝内并卧于提肌板上。直肠纵行纤维与肛提肌形成一个稳固的结合，直肠的固定很大程度上依赖于肛提肌的支撑。沿垂直方向来的腹压只能作用于骨盆前部、耻骨和两侧髂翼，不能直接压迫直肠，这样不仅减轻了盆底组织的受力，也避免了直肠直接受到腹压的侵袭。

（1）在婴幼儿期，由于脊柱腰骶部弯曲和骨盆倾斜度尚未形成，骶骨平直，直肠和肛管处于同一条垂直线上，腹压可直接作用于直肠；同时在这个年龄阶段，直肠肛管周围组织较疏松，直肠缺乏支撑；直肠黏膜与肌层间附着较松弛，黏膜易自肌层滑脱。上述诸因素是婴幼儿期直肠脱垂发生的易感因素。

成年后，随着年龄的增长，因脊柱弯曲逐渐消失，骶骨前移，改变了骨盆倾斜度，腹压又可直接作用于盆底，故老人尤其年龄较大的经产妇直肠脱垂的发生率升高。

（2）道格拉斯（Douglas）窝是后盆底的薄弱区，正常情况下成年人陷窝深度最低点约距肛门8~9cm。一项研究报告认为，女性道格拉斯窝深度超过阴道长度50%者与直肠脱垂有显著相关性。

（3）外括约肌与耻骨直肠肌形成一个独立的功能单位，排便时，肛提肌收缩受抑，耻骨直肠肌伸长，盆底下移，肛管直肠角消失，外括约肌与耻骨直肠肌同时松弛，直肠处于直立位置，直肠环形肌的收缩及由上而下的压力共同完成粪便的排出。排便完成后，肛提肌恢复原来的位置。由于肛提肌有复杂的发育机制以及它对直肠的支撑作用，所以肛提肌的异常可引起直肠不稳固，从而导致盆底功能受损。

（二）长期腹内压增高

引起长期腹内压增加的因素有很多，如慢性支气管炎引起的长期咳嗽、长期便秘、前列腺肥大导致的排尿困难、重体力劳动、长期站立或负重以及用力屏气等。其中长期便秘、长期咳嗽是最基本因素，肿瘤和腹水可使腹压在短期内迅速增加，它可破坏正常的盆底支持组织引起直肠脱垂。在某些情况下，其压力可高出正常腹压数倍，导致盆底肌受损，可引起下列一系列问题。

（1）神经牵拉损伤导致盆底肌去神经病变。腹压升高，盆底下降，可使支配盆底肌的神经牵拉延长。

（2）肛直肠角增大正常情况下，提肌板呈水平位承托直肠。当腹压增加时，肛提肌的反射性张力收缩，使提肌板更趋水平或呈拱状，防止直肠从板的前线下移。反复高腹压造成神经损伤、提肌板失去对腹压反射性抬高的能力，提肌板从正常的水平位变为倾斜位，肛直肠角增大，直肠由水平逐渐变为垂直，因而极易发生直肠脱垂。

（三）妊娠与阴道分娩

妊娠与分娩是女性多发直肠脱垂的重要危险因素。大部分未经产的直肠脱垂患者骨盆底正常，脱垂为真性肠套叠。经产的直肠脱垂患者更容易发生失禁，不仅有肠套叠，而且骨盆松弛。妊娠期间，因受孕期松弛激素的影响，盆底软组织张力减弱，松弛下陷，提肌板由水平位变为倾斜位，直肠极易受腹压的作用而下移。分娩时盆底可下降，神经相应延长，阴部神经和盆底肌可直接或间接地遭到损伤，阴部神经末梢运动潜伏期延长，导致尿失禁或脱垂。有报道指出，阴道分娩可致产妇肛提肌损伤，很多报道指出女性直肠脱垂有产道创伤或甚至之前有过肛门扩张史。经产妇发生直肠脱垂的概率随着产次的增加而增大，阴道分娩 4 次的风险是 1 次的 3.3 倍。因此，分娩创伤被认为是导致直肠脱垂的高危因素。

（四）其他因素

1. 营养不良

营养不良是儿童直肠脱垂的另一易感因素，特别好发于阿米巴病、贾第虫病、蠕虫病等腹泻疾病引起的营养不良患儿。

2. 神经系统疾病

神经系统疾病（先天异常、马尾损伤、脊髓受伤及衰老）也可引起直肠脱垂。

3. 肛门松弛

某些肛瘘、痔切除术可造成肛门松弛（内括约肌乏力），下拉式手术引起耻骨直肠肌的外科性损伤亦是直肠脱垂的易感性因素。

三、发病机制

关于直肠脱垂的发病机制，目前有两种学说。

（一）滑动性疝学说

滑动性疝学说认为直肠脱垂是子宫直肠陷凹或膀胱直肠陷凹的滑动性疝，在腹腔内压力长期增高的情况下，盆底陷凹的腹膜返折逐渐下降，将覆盖着腹膜的下端直肠前壁压入直肠壶腹内，最后脱出肛门外。如果该理论正确，那么前侧脱垂肠壁应该较长，或前侧脱垂先发生，但在用力发生脱垂时，脱出的部分为环形，顶点在整个脱垂的中心，直肠脱垂病人的盆底陷凹较长是由于反复的肠套叠引起的，即盆底陷凹较长是直肠脱垂造成的结果而非导致直肠脱垂的病因。从手术方式来讲，若直肠脱垂为滑动性疝所引起，后直肠固定术能够防止脱垂复发的原因很难得到一个合理的解释。

（二）肠套叠学说

正常时直肠上端固定于骶骨岬部位，由于反复腹泻或长期腹内压增高，使固定点受损，开始在乙状结肠和直肠移行部发生肠套叠，套叠后直肠逐渐被推向远端。由于套叠、复位反复发生，使直肠侧韧带、肛提肌、肛管括约肌及阴部神经受到机械性损伤，肠套叠逐渐加重，最后经肛门脱出。

对于直肠脱垂的患者，在肛缘之上 6～8cm 可见到周缘套叠的顶点。脱垂的前壁与后壁长度相等。不完全脱垂在临床上较难诊断，排便造影可见到上直肠折叠到肛管或下部直肠壶腹。不过，临床上无症状的人也常见这种肠套叠，所以放射表现的意义值得怀疑。由此可见，尽管肠套叠学说是脱垂发病机制的一个最合理的理论，但套叠本身的显著性却极低。同时对于单纯性肠套叠患者使用直肠固定术的效果也不尽如人意，而且，直肠固定术还经常会影响直肠的排空能力。

不完全脱垂，在会阴下降不严重、肛道不松弛的情况下，较难见到骨盆底的异常。不完全脱垂可能与排便时骨盆底收缩不当有关，可出现直肠疼痛、里急后重、出血及分泌黏液的临床症状，即所谓的直肠孤立性溃疡综合征。完全直肠脱垂，套叠脱出肛门，外翻向会阴，一般与骨盆底脆弱有关。

由此可见，导致直肠脱垂的病因既有先天性因素，亦有后天性因素。婴幼儿、成人男性、成人女性的病因亦有不同。成年女性的发病率高于成年男性的发病率，女性直肠脱垂的发生率随着年龄的增长而升高。男性患者的年龄大约在20~40岁之间，且男性通常存在发病诱因。女性患者分娩或长期慢性的用力排便所导致的阴部神经损伤将引起盆底损害如尿失禁或脱垂。关于直肠脱垂的发病机制，经过多年的争论，目前大部分学者倾向于肠套叠学说。

四、直肠脱垂的临床分类

根据脱垂程度，分为直肠部分脱垂和直肠完全脱垂两类。

（一）直肠部分脱垂（不完全脱垂）

脱出部仅为直肠下端黏膜，称直肠部分脱垂，又称直肠黏膜脱垂。脱出长度为2~3cm，一般不超过7cm。黏膜皱襞呈放射状，脱垂部为两层黏膜组成。脱垂的黏膜和肛门之间无沟状隙。

（二）直肠完全脱垂

直肠完全脱垂为直肠的全层脱出，严重者直肠、肛管均可翻出直肠肛门外。脱出长度常超过10cm，甚至20cm。呈宝塔形、黏膜皱襞呈环状排列，脱垂部为两层折叠的全层肠壁组成。触之较厚，两层肠壁间有腹膜间隙。肛管未脱垂者，脱垂直肠与肛门之间有环状凹沟，伴有肛管脱垂者，环状凹沟部分消失或完全消失。

1975年我国全国肛肠会议将直肠脱垂分为3度。

Ⅰ度脱垂：排便或增加腹压时，直肠黏膜脱出肛门外，长度在2~3cm左右。便后能自行复位，无自觉症状。

Ⅱ度脱垂：排便时直肠全层外翻脱出，长度在4~8cm，必须用手复位。

Ⅲ度脱垂：排便时肛管、直肠和部分乙状结肠外翻脱出，长达8cm以上，用手压迫较难复位；脱出黏膜部分糜烂、肥厚，括约肌松弛。

五、直肠脱垂的诊断

直肠脱垂主要依据临床表现及相关辅助检查即可明确诊断。

（一）临床表现

直肠脱垂的典型症状包括脱垂、黏膜脱出，偶发出血及失禁或严重便秘。本病发展缓慢，早期有肛门下坠感，或里急后重，排便时可有肿块自肛门脱出，便后可自行还纳。当直肠脱垂程度加重时，大便失禁就会愈加严重，因肛提肌及肛门括约肌功能受损，大便时脱出的肿块不能自行还纳，需用手协助回复。甚至在咳嗽、喷嚏、用力或行走时亦可脱出，且不易回复。最后，在大部分时间是直肠脱垂于肛门之外。如未能及时复位，脱垂肠段可发生水肿、嵌顿或绞窄，甚至有坏死的危险。脱出的肠黏膜可发生溃疡、出血，脱垂时可分泌大量黏液，黏液分泌是一个重要的症状，并可导致肛周皮肤出现潮湿、瘙痒、皮肤增厚。对于一些女性患者来说，最主要的临床表现不是脱垂，而是失禁。部分患者可出现明显的尿失禁，甚至大便失禁，少数病人伴有便秘、排便困难等。

（二）辅助检查

1. 结肠镜检查

以排除孤立性溃疡、息肉或黏膜病变。若临床医师怀疑可能存在肠炎、息肉或肿瘤，应行全结肠镜检查。直肠脱垂患者常见直肠炎，从肛缘开始，至10~12cm处黏膜呈散发性炎症、并有接触出血。活组织检查，可见黏膜下出血、表层黏膜的溃疡，隐窝不规则，以及杯状细胞耗竭。有些患者还可能表现出孤立性直肠溃疡综合征的特征。

2. 排粪造影

可发现肛管直肠角度大、肛管短、盆底下垂；亦可见不完全肠套叠，但没有症状的患者也会发生。

3. 肛管直肠压力测定

静息状态下，肛门压力及最大收缩压均降低。用于评估肛门括约肌功能。

4. 直肠感觉及顺应性

直肠脱垂患者的直肠感觉一般无异常，但顺应性减弱。

5. 肛门反射

部分患者缺乏直肠肛门抑制反射。

6. 阴部神经末梢运动潜伏期

失禁直肠脱垂患者的阴部神经末梢运动潜伏期延长。

7. 结肠传输试验

便秘的直肠脱垂患者的结肠运输时间延长。

综上所述，直肠脱垂的病因目前尚不十分清楚，还不能做到完全确切的病因学预防。但是应尽量避免与后天病因有关的相关危险因素的出现，同时早期诊断，早期治疗亦是改善直肠脱垂的重中之重。

第五节　　直肠脱垂

一、概述

直肠脱垂是指直肠黏膜或全层脱出于肛门外，俗称"脱肛"。该病是小儿常见病，多发于婴幼儿期，5 岁以上者少见。由于近年来儿童保健事业的发展，小儿健康水平的提高，发病率逐年下降。由于有些慢性病可以导致长期便秘，老年人也可发生直肠脱垂。

本病依据病史及查体诊断不难。Ⅰ度脱垂特别是部分脱垂应与低位直肠息肉和内痔脱出鉴别，直肠息肉往往是先便血，后自肛门脱出球形肿物，有蒂；内痔便血多为排便后滴血或喷射性出血，脱出呈放射状，长度2~3cm；Ⅱ度直肠脱垂黏膜脱出后表面损伤，擦时出血，脱出直肠黏膜呈环形，长度较内痔脱出长，一般3~4cm。若直肠脱垂在肠段未脱出前有便血，应做直肠镜检查，明确是否合并直肠息肉或内痔。Ⅲ度直肠脱垂者应与严重肠套叠自肛门脱出相鉴别，前者指诊可触及直肠或肛管与脱垂肠管间的黏膜反折。

二、治疗方法

直肠脱垂有很多治疗方法，应按年龄、脱垂程度和全身情况进行合理选择。儿童和老年人Ⅰ度和Ⅱ度直肠脱垂应首选非手术治疗，无效再行经肛门的手术，慎行开腹手术；成年人Ⅱ~Ⅲ度直肠脱垂首选开腹手术。

（一）非手术治疗

以缓解症状为目的，很少达到治愈。

1. 适应证

（1）大部分儿童；

（2）Ⅰ~Ⅱ度直肠脱垂的成年人或Ⅰ~Ⅱ度直肠脱垂的老年人；

（3）有盆腔手术史，接受过盆腔化疗，开腹手术治疗直肠脱垂失败的患者；

（4）完全脱垂的成年人，病程较长合并感染，先缓解症状，再择期手术；

（5）有手术禁忌证的患者。

2. 方法选择

（1）一般治疗：去除病因，多数一度直肠脱垂的小儿，去除发病诱因并加强营养后可自愈；成年人治疗便秘、慢性咳嗽及前列腺肥大等，每天锻炼肛门括约肌功能，缩短排便时间，也可以缓解症状。

（2）手法复位：脱垂后立即复位，防止水肿、嵌顿。患者左侧卧位，脱出肠管涂以润滑剂，指压将脱出肠管慢慢推入肛门，食指伸入肛管内将肠管推到肛门括约肌环上方。不可用力过猛、过快，以免造成肠管损伤和破裂。如病人疼痛严重，可先行肛门局部麻醉，然后再复位。如脱出肠管水肿严重，可先敷以硫酸镁溶液；黏膜糜烂出血，局部涂以止血药。复位后肛门用纱布垫加压固定，防止再脱出，卧床休息2~3日，婴幼儿避免啼哭。

（3）注射疗法：适用于病程较长的儿童和轻度直肠脱垂的成人。成人可用骶管或局部麻醉，儿童可用全麻。取截石位，将硬化剂注射到黏膜下层，使黏膜与肌层粘连固定，不再下脱。如注入药量过多或用刺激性过强的药物，可引起黏膜坏死。男性防止注入前列腺，女性防止刺破阴道后壁。①直肠内注射，将直肠镜置入肛门直肠，于直肠下段黏膜层内 2~4 处注入硬化剂，每处 1~2ml，注射点尽量高，由上向下，止于齿状线上方；②点状注射，将全部脱垂肠管牵出肛门消毒，由脱垂最高点向下到齿状线上方，将硬化剂依次注入黏膜下层，间距 1cm，注射完毕后将脱垂肠管慢慢送入肛门，避免长时间蹲位用力；③骨盆直肠间隙注射法（直肠周围注射），分别以肛门与两侧坐骨结节连线中点和肛门与尾骨连线中点做注射点，左手食指伸入直肠引导，用腰穿针经皮肤向盆腔注入局部麻醉药，针头不拔出再注射硬化剂，使直肠周围组织粘连固定。注射时避免刺入直肠壁和直肠腔内，慎防直肠坏死出血和肛周感染。

（二）手术治疗

治疗直肠脱垂的手术方法历史上有 200 多种，目前仍有 50 多种，大部分是术者基于对直肠脱垂病因和发病机制的理解，对基本治疗术式的改进，需要不断探索金标准手术方法。选择目前临床常用且疗效较好的术式进行介绍，具体手术方法的选择取决于术后复发和手术安全的权衡。

1. 适应证

（1）经非手术治疗失败，但 3 度直肠脱垂的老年人应慎行开腹手术；

（2）Ⅱ~Ⅲ度直肠脱垂的成年人，如果没有手术禁忌证，首选开腹手术。

2. 手术方法

（1）经会阴部手术：适用于老年人等不能耐受开腹手术的患者，或与开腹手术联合治疗完全直肠脱垂伴肛门括约肌松弛及收缩无力的患者。手术损伤小，但复发率高，可认为是安全治疗的折中办法。

①肛管缩窄手术：截石位局部麻醉，距肛缘 3cm 于肛门前方和后方中线各切开 1cm 切口。将 17 号粗长针由肛门后方切口沿一侧皮下组织至前方切口穿出，

对侧同法处理。将一条 20 号银丝两端分别插入两针内，由后方切口抽出，牵紧银丝，使肛门适度紧缩，可容纳一指，用止血钳将两端扭紧并切断银丝，将断端埋于皮下组织，缝合切口。银丝容易穿破皮肤，近年已被多种材料补片替代，包括聚乙烯、聚四氟乙烯和硅橡胶等。术后应每周指诊扩肛，避免狭窄导致粪便嵌塞。目前该术式很少单独使用，多与开腹手术或腹腔镜手术联合使用。

②黏膜切除手术：适于Ⅰ度直肠脱垂患者。将脱出的黏膜牵出肛门，注射局部止血药溶液至黏膜下层，使黏膜层易游离且出血少。边游离切除黏膜边缝合，防止出血较多，影响手术视野；用可吸收线间断缝合黏膜切缘，避免术后吻合口狭窄。术后直肠腔内必须放置纱布引流条，及时发现术后出血并处理。将脱出的黏膜上下缘横行切开、游离、切除和缝合称为黏膜环形切除缝合手术；纵行切开、游离、切除，横行缝合称为黏膜纵切横缝手术。后者术后出现狭窄的机会较少。

用 Transtar 吻合器和 PPH 吻合器也可以切除脱垂的黏膜，吻合严密，但是切除的黏膜长度受限。

③直肠乙状结肠切除手术：适于Ⅱ度直肠脱垂，Ⅲ度直肠脱垂伴有开腹手术禁忌证。腰麻满意后取仰卧截石位，尽量拉出脱垂肠管，距齿状线 1.0~1.5cm 环形切开套叠外层的全层肠壁，结扎止血，再将近侧套叠肠管向外拉直，沿前后中线向上剪开至远端残留直肠，远近端肠管全层缝合固定，边剪边间断全层肠壁缝合，减少出血，注意近端肠管切除长度，达到无张力吻合，吻合完毕后将直肠推入肛门内。

（2）经腹直肠脱垂悬吊和盆底修复手术：适用于Ⅲ度直肠脱垂。

①罗斯科·格雷厄姆（Roscoe Graham）手术（1942）：直肠固定和盆底修复术，适于Ⅱ度直肠脱垂。经腹抬高直肠膀胱或子宫陷凹，在直肠前方缝合两侧肛提肌，修复盆底。开腹后牵起乙状结肠，显露直肠膀胱或子宫陷凹，切开直肠两侧腹膜至直肠陷凹前，将直肠与前方和后方组织分离，切断两侧直肠侧韧带，显露直肠前方及其两侧的耻骨直肠肌悬带。再将直肠牵向后，在直肠前将两侧耻骨直肠肌缝合 3~4 针，修复盆底缺损，使直肠回复到骶骨凹内。再将陷凹腹膜游

离抬高与直肠缝合。

②戈德堡（Goldberg）手术：直肠固定、盆底修复和乙状结肠切除手术同时完成。适用于Ⅲ度直肠脱垂并发乙状结肠冗长导致便秘者。左下腹经腹直肌切口，切开乙状结肠和直肠两侧系膜，至直肠膀胱或子宫陷凹会合。游离乙状结肠及直肠，男性至前列腺，女性至阴道上段，后至尾骨尖，两侧到直肠侧韧带，但不切断。将直肠后壁左右侧分别固定于骶前筋膜 3~5 针，最上一针固定在骶骨岬下方。切除冗长的乙状结肠，与直肠行端端吻合，吻合后既要将结直肠拉直，吻合口又无张力。抬高修复盆底腹膜。该手术疗效好，术后复发少，但手术复杂，有吻合口瘘和骶前出血的风险。

③里普斯坦（Ripstein）手术（1965）：切开直肠两侧腹膜，将其与骶骨分离，向上牵紧直肠，将宽 5cm 的补片从前向后围绕直肠，两端固定于骶前筋膜，并将补片边缘缝于直肠前壁和侧壁，最后缝合直肠两侧的腹膜切口，无须修补盆底。最常见并发症是排便困难，骶前出血，盆腔脓肿，直肠狭窄，肠梗阻和直肠阴道瘘等。

④尼格罗（Nigro）手术：适于盆底缺损较大的患者和Ⅱ、Ⅲ度直肠脱垂导致直肠角完全消失的患者。剪开直肠两侧腹膜至 Douglas 陷凹会合。提起乙状结肠，在骶前间隙游离直肠后壁达尾骨尖。然后将宽 3cm，长 20cm 的 Teflon 网带的中部用不可吸收线缝合固定在直肠下端后壁及侧壁，然后从耻骨联合分别向两侧闭孔方向伸入大弯血管钳，将 Teflon 网带的两端分别牵出，缝合固定在耻骨结节及耻骨疏韧带上。在收紧固定 Teflon 网带前，注意所留长度要适合，固定后使其保持一定张力，如正常耻骨直肠肌一样将直肠向前向上悬吊，形成一个新的肛直角。在肠壁缝合固定 Teflon 网带时，缝针不能穿透肠壁，以免感染。Teflon 网带不能过度拉紧，以免直肠被压迫过紧，导致排便困难。该术式重建了肛直角，改变了直肠的垂直状态，疗效较好，但操作复杂，难度较大，需要有经验的医师完成。

（3）腹腔镜手术：腹腔镜手术治疗直肠脱垂是近年开展的新技术，只要没有腹腔镜手术的禁忌证，开腹手术的治疗方法都可以通过腹腔镜完成，但需要熟练掌握腹腔镜技术的结直肠外科医生来完成。腹腔镜手术在技术层面存在两个主要问题，决定了术后是否复发，第一，直肠是否能被充分地拉起；其次，拉起的直肠是否能被固定在目标位置。

3. 直肠脱垂术后复发的治疗

术后复发多发生在 1 年内，很少在 2 年后复发。一般在 2 年后评价复发率。成年人完全直肠脱垂手术后复发率是 0%~46%。

很多复发病例是因为肛管缩窄手术后肛门约束能力不足或开腹手术后直肠与骶前未粘连。对于再次开腹手术应慎重进行，术中主要并发症是双侧输尿管损伤和骶前出血，后者可导致术中出血性休克，甚至死亡。术前双侧输尿管放置导管，可以减少损伤的发生率，术中超声刀直视下锐性分离，可以减少出血。一般切除大部分直肠和乙状结肠，行低位结肠直肠吻合，或结肠肛管吻合，必要时可行暂时性回肠双腔造口。

第二章　肛肠功能性疾病

第一节　出口梗阻型便秘的外科治疗

排便障碍性疾病是以便秘为临床表现的一组疾病的总称。正常人食物进入胃肠，经过消化和吸收，将残渣变成粪便排出体外，需要 24～48h，若排便间隔超过 48h，一般便可视为便秘。当粪便在肠腔内滞留时间过长，水分被过量吸收，粪便变得干燥、坚硬、排出困难，则表现为缺乏便意甚至长时间无便意，排便次数<3 次/周；或便意频繁，却难以排出，伴肛门阻塞感和排便不尽感，称为便秘。出口梗阻型便秘是指肛门、直肠解剖结构异常，直肠、肛管内、外括约肌功能失协调，各种原因导致盆底肌功能不良及排便动力缺乏所引起的便秘。这类便秘又分以下几种情况：①直肠前突；②直肠内套叠；③耻骨直肠肌综合征；④盆底痉挛综合征；⑤会阴下降综合征；⑥内括约肌失弛缓征；⑦孤立性直肠溃疡综合征。

一、直肠前突

直肠前突又称直肠前膨出，是直肠前壁通过直肠阴道隔薄弱、松弛、缺损处向阴道膨出形成的疝。排便时直肠腔内压力的作用，方向改变，朝向阴道，而不朝向肛门口，部分粪块陷入直肠前膨出的囊袋内，不能排出体外，当排粪用力停止后，粪便又可回到直肠内，造成肛门坠胀，排便不尽，排便障碍。多见于中老年女性经产妇，偶有男性前列腺切除后发病。

（一）病因

女性直肠前壁有直肠阴道生殖隔支持，是一个先天薄弱环节。而男性直肠前方是前列腺和尿道组织，对直肠前壁有加厚加固作用，所以该病女性多见，男性少见。阴道分娩导致直肠阴道生殖隔交叉纤维撕裂和直肠阴道隔下移，直肠前壁失去该隔膜的支持作用；中老年女性雌激素水平下降，结缔组织退变，导致支持结构松弛；不良的排便习惯导致长期腹腔内压力增高，该隔膜支持结构扩张薄弱。以上因素均可使直肠阴道隔薄弱、松弛、缺损而导致直肠前突。

（二）临床表现

症状表现为排便困难、排便不尽感、肛门处阻塞感、肛门及会阴坠胀感、单次排便时间长及排便间隔时间长，部分患者有便血、肛门疼痛，甚至有少数患者出现腹胀、性交困难或疼痛、排尿困难或尿失禁等。有的患者需用手按压肛门周围或用手插入阴道内按压阴道后壁协助排便，或用手指直接伸到直肠内抠出粪便。直肠前突部分发生于肛提肌至会阴部皮肤这段范围，向下延伸至会阴体。直肠指检可发现直肠前壁向阴道方向突出，呈盲袋状，重者可将阴道后壁推至阴道外口，双合诊可发现阴道中段的球形膨出以及会阴体纤维组织的缺失。

（三）诊断

根据临床表现结合排粪造影显示可确诊。排粪造影：力排相直肠前壁向前突出呈囊袋状，边缘光滑，内有钡剂潴留，黏膜相仍有钡剂潴留，囊袋深度及宽度均可精确测量，根据深度测量结果可分成三度：轻度：0.6~1.5cm；中度：1.6~3.0cm；重度：>3.0cm。同时，也可根据排粪造影结果将直肠前突分为三型：Ⅰ型：前突呈指状，或单纯性向阴道膨出；Ⅱ型：直肠前突呈大的囊袋状，直肠阴道隔松弛，直肠前壁黏膜脱垂，Douglas窝呈袋状深陷；Ⅲ型：直肠前突与直肠套叠或脱垂并存。

（四）治疗

1. 非手术治疗

对于症状较轻的直肠前突患者，建议保持精神舒畅，加强身体锻炼，多食新鲜蔬菜、水果及定时排便等。

2. 手术治疗

（1）手术指征：经过 3~6 个月正规非手术治疗无效后，方可考虑手术治疗。手术指征：有典型的临床表现；排粪造影有典型的 X 线表现，诊断为重度直肠前突；结肠传输实验正常或轻度延长；耻骨直肠肌电图检查正常。

（2）手术方法：目前，直肠前突的手术方法较多，手术入路有经直肠、经阴道、经会阴及经腹腔手术，手术方式的选择需综合考虑直肠前突的程度、临床症状及其他合并的盆底异常，Ⅰ、Ⅱ型直肠前突可选择经直肠、经会阴或经阴道作为手术入路，Ⅲ型直肠前突适合选择经腹腔入路。

二、直肠内套叠

直肠内套叠又称直肠黏膜内脱垂，不完全直肠脱垂，隐性直肠脱垂。是指松弛或与肌层分离的直肠黏膜下垂拥堵在直肠下端或肛管内而未脱出肛门口。是出口梗阻型便秘最常见的临床类型，30%~40% 的便秘患者行排粪造影检查均可发现直肠内脱垂。

（一）病因

直肠内套叠发生的原因尚不明确。综合目前研究，引起该疾病的原因考虑有以下几个方面：①慢性便秘：便秘是引起直肠黏膜内脱垂的重要因素，便秘时，干结的粪便对直肠产生持续的扩展作用，直肠黏膜因松弛而延长，用力解便后直肠黏膜下垂不能回缩。下垂堆积的黏膜阻塞肛管的上方，导致排便不尽感，引起患者更加用力排便的反应，加重黏膜脱垂，于是形成了恶性循环；②妊娠和分娩：妊娠期，增大的子宫对盆腔的压迫，致使血液回流不畅，直肠黏膜慢性游血，从而使得直肠黏膜的张力减退，松弛下坠；分娩损伤也可以导致直肠黏膜内脱垂，相关因素主要有产钳的应用、体重巨大胎儿、第二产程的延长及多胎生产等；临床上绝大多数直肠黏膜内脱垂的患者为经产妇；③盆底松弛：目前，有学者认为直肠周围缺乏相应的固定组织，直肠周围韧带松弛、系膜游离，以及盆底肌肉松弛是直肠黏膜内脱垂的主要原因。肌肉松弛后，在腹内压的作用下小肠压迫远端直肠从而造成黏膜脱垂，严重时可致直肠全层脱垂；④滑动疝学说：冗长的乙状结肠堆积压迫在盆底缺损处，使得乙状结肠直肠交界处呈锐角，出现便秘，患者长期过度用力排便，导致直肠盆腔陷窝腹膜下移形成滑动性疝；⑤肠套叠学说：正常时直肠上段固定于骶骨岬，由于便秘、咳嗽等引起腹内压增加，直肠上段固定点出现损伤，就使得乙状结肠直肠交界处发生肠套叠，在腹腔内压力持续增加等因素的作用下，套入直肠内的肠管逐渐增加，由于套叠、复位反复发作，最终使得直肠侧韧带、肛提肌受损，肠套叠逐渐加重，最终经肛门脱出。

（二）临床表现

症状有排便前患者感会阴胀满感，排便时下腹部疼痛，大便干结，排便困难，排便次数增多，排便不尽感，排便时间延长，肛门阻塞感，且用力越大阻塞感越重，多需长期服用泻药或灌肠以协助排便，或将手指插入肛门推开拥堵的黏膜协助排便，偶有血便或黏液便，晚期患者多伴有会阴部神经损伤，可有不同程度的大便失禁。直肠指诊有阻塞感或裹指感。

（三）诊断

根据临床表现结合以下检查即可诊断本病。排粪造影：直肠侧位片力排相呈漏斗状影像，黏膜相松弛的直肠黏膜形成环状套叠的武士帽征或环凹状影像。按套叠的深度分三度。轻度：3~15mm；中度：16~30mm；重度：>30mm。肛门镜检查：患者稍加腹压即可见直肠黏膜向下堆积，似瓶塞样突入镜筒内。盆底肌电图：早期无肌电图异常表现，长时间直肠内套叠呈现神经源性损伤的反常电活动。球囊逼出试验：侧位排出时间超过5min，甚至排不出。

（四）治疗

1. 非手术治疗

建立良好的排便习惯，避免过度用力，避免排便时间过长；饮食调节，建议多进食富含纤维素的蔬菜、水果，多饮水，必要时口服润滑药物软化大便；提肛锻炼，直肠黏膜脱垂多伴有盆底肌肉松弛、盆底下降、会阴部神经损伤，坚持提肛锻炼可增强盆底肌肉及肛门括约肌的力量；药物治疗：对直肠黏膜内脱垂并无特效药物，可适当采用中药疗法。

2. 手术治疗

一般要经过 6 个月以上的正规非手术治疗，无效者可手术治疗。目前治疗直肠内套叠手术方法不尽相同。①单吻合器法：即 PPH（见痔治疗章节）；②双吻合器法：即同时做 2 次 PPH。在距齿状线 6~7cm 处，作黏膜下荷包缝合，置入第一把 PPH，完成第一次环切。距齿状线 3.0~3.5cm 处再作黏膜下荷包缝合，置入第二把 PPH，完成第二次环切。两次环切完成后，两吻合口平行不能交叉，吻合口相距至少 1.0~1.5cm，低位吻合口距齿状线 1cm 左右；③TST-MaGa：普通 PPH 采用 33mm 吻合器，切除直肠黏膜及部分肠壁的长度约 2~3cm，容量有限。近年上市 36mm 大容量吻合器，切除直肠黏膜及部分肠壁的长度可达 6~8cm。手术方法不同于 PPH 之处在于将荷包缝合改为多点折叠缝合。置入匹配的扩肛器后固定，碘伏纱布消毒直肠腔，取出时即将脱垂的直肠黏膜呈环状牵移至扩肛器上口，在此平面行点状折叠缝合 6~8 处，置入吻合器，钉座通过缝合平面，缝合线经吻合器多孔引出，收紧吻合器同时向下牵拉多根缝合线，肉眼可见进入吻合器容量仓内的组织多少，尽量使切除组织填满容量仓，激发切除；④多排柱状缝合法：齿状线上方约 1cm 处开始连续或间断纵行柱状缝合直肠黏膜，缝合宽度 1.5~2.5cm，长度 5~8cm，缝合形成的纵行黏膜柱应平行于直肠纵轴，可缝 2~3 条，男性应避免在直肠前壁操作，以防损伤前列腺；⑤胶圈套扎法、黏膜点状结扎法、消痔灵注射法：在齿状线上方约 1cm 处开始纵行套扎或黏膜点状结扎或注射 1~3 处，共 3 行，最多套扎或黏膜点状结扎或注射 9 处；⑥直肠黏膜切除：改良 Delorme 手术，电刀在齿状线上方 1.5cm 处环形切开直肠黏膜层，组织钳钳夹直肠远端黏膜边缘，一边向下牵拉一边在黏膜下做锐性分离至黏膜下组织致密处，使直肠黏膜呈平滑状态，切除冗长脱垂的直肠黏膜，将分离后的直肠黏膜下肌层做垂直折叠缝合，可吸收缝线间断缝合直肠黏膜；⑦经腹直肠固定或悬吊术：适用于严重的直肠黏膜内脱垂，尤其是高位直肠内脱垂（见直肠脱垂治疗章节）；⑧联合手术：2 种或 3 种方法联合以增加疗效，如 PPH 加黏膜下消痔灵注射等。直肠黏膜切除是较早的治疗方法，有相关手术并发症，目前较少采用。其余各种方法均在临床上使用，各单位侧重点不一。

三、耻骨直肠肌综合征

耻骨直肠肌综合征主要是耻骨直肠肌的痉挛性肥大，致排便时耻骨直肠肌异常/反常收缩或不能松弛，肛直角不能变大，肛管不能开放，粪便难以排出。

（一）病因

导致耻骨直肠肌综合征的原因尚未完全明确，可能的原因有：炎症刺激：耻骨直肠肌周围感染引起的炎症刺激导致水肿、纤维化，甚至瘢痕形成，使耻骨直肠肌失去正常的舒张功能；炎症致盆底肌持续性或超负荷收缩，可造成阴部神经受到牵拉、刺激或水肿；滥用缓泻药物或灌肠：使直肠反射敏感性减弱，便意阈值提高，耻骨直肠肌和肛管内外括约肌长期处于收缩或痉挛状态。

（二）临床表现

临床表现为缓慢、进行性加重的排便困难，排便费力，排便时间长，粪条细小，便次频繁，排便不畅，排便不尽感，便前后常有肛门及会阴部坠胀疼痛或肛门紧缩感。直肠指诊时肛管压力增高，肛管明显延长，耻骨直肠肌明显肥大、触痛，有锐利边缘，呈搁板状，做排便动作时不松弛或反而收缩变硬。

（三）诊断

根据临床表现结合以下检查即可诊断本病。结肠传输试验：直到第 5 天，至少有 20%的标记物滞留在乙状结肠和直肠中；排粪造影：肛直角力排时不改变或缩小，静坐与力排时耻骨直肠肌压迹无变化；盆底肌电图检查：神经肌肉反常活动增加；肛管直肠压力测定：静息压、收缩压均升高，直肠顺应性下降，直肠肛门抑制反射减弱；病理检查：有直肠耻骨肌慢性炎症改变、纤维结缔组织增生及血管周围炎症改变。

（四）治疗

1. 非手术治疗

饮食调整：多进食杂粮，多进食蔬菜水果，多饮水，调整心理状态，适当体育锻炼，可适当应用泻药及灌肠治疗；药物注射：肉毒杆菌素 A 在神经肌肉接头处可阻断组胺释放，松弛横纹肌，可有效减轻耻骨直肠肌的异常收缩；扩肛术：渐进性扩股治疗是一种安全、简单、有效的治疗耻骨直肠肌痉挛的方法，采用三种扩肛器（20mm，23mm，27mm）每天扩肛，每次 10min，为期 3 个月；物反馈疗法：该治疗前需先向患者解释盆底解剖、生理，说明此治疗的方法、步骤，使其配合治疗。掌握如何根据压力变化来调整排便动作，学习如何放松盆底肌，需经反复训练建立条件反射来实现。无论是肌电图生物反馈训练法，还是压力介导生物反馈训练法都能够有效地改善耻骨直肠肌矛盾收缩患者的临床症状和肛管直肠功能。

2. 手术治疗

骶尾入路耻骨直肠肌部分切除术：自尾骨尖上方 1.0~1.5cm 处向下至肛缘切开，切口长 4~5cm；游离耻骨直肠肌后用止血钳钳夹 1.5~2.0cm，在止血钳内侧将其切除，耻骨直肠肌断端缝扎止血；耻骨直肠肌部分肌束切断术：游离耻骨直肠肌后，用电刀将耻骨直肠肌切断，断端在肌肉自然收缩力量作用下向两侧回缩，形成 1.5~2.0cm 缺损。以上两种手术方式在缝合切口时可将两侧皮下组织间断缝合于直肠后壁，试纸嵌合入肌肉组织的缺损中，包埋肌肉残端，避免术后肌肉瘢痕连接，以提升远期疗效。以上两种手术方式也可经肛门实施；挂线切断术：肛门外 5 点或 7 点处做放射状切口，长约 3cm，将带有橡皮筋的探针从耻骨直肠肌后缘绕过，从直肠黏膜下层穿出，切勿穿破黏膜，橡皮筋环绕耻骨直肠肌并收紧、结扎。该疾病应以非手术治疗为主，手术治疗有近期疗效，远期因肌肉瘢痕形成，疗效欠佳，甚至症状加重，因此，选择手术应谨慎。

四、盆底痉挛综合征

盆底痉挛综合征是指用力排便时，盆底肌肉收缩而不松弛的功能性疾病，是由于肛门外括约肌、耻骨直肠肌在排便过程中的反常收缩，导致直肠排空障碍的一种盆底疾病。

（一）病因

盆底痉挛综合征的病因尚不十分清楚，可能与下列因素有关：肌肉：未发现肌肉的病理学改变，可能存在神经肌肉传导点的异常；神经反射：排便过程中的直肠-直肠反射的传入路径为盆内脏神经，电生理学、放射影像学等检查证实，盆底痉挛综合征患者耻骨直肠肌或肛门括约肌有异常收缩，提示盆内脏神经损伤；感染和创伤：慢性炎症刺激可引起肛门外括约肌和耻骨直肠肌痉挛；不良排便习惯：长期用力排便、排便时间过长、慢性腹泻、分娩、盆腔手术均可引起盆内脏神经或阴部神经的损伤；精神和心理因素：因排便困难或疼痛，从而畏惧排便导致排便更加困难，最终造成盆内脏神经或阴部神经损伤和肛门外括约肌和耻骨直肠肌痉挛。

（二）临床表现

患者均有排便困难，多为缓慢的、进行性加重的排便困难。排便时需过度用力，往往越用力，排便越困难，排便时间延长，每次排便量少，便次频繁，排便后仍有便意，肛门坠胀感、直肠下段重压感。直肠指诊时感肛管压力增高。

（三）诊断

根据临床表现、结合患者病史及以下辅助检查可诊断本病。盆底肌电图：排便状态是肛门内、外括约肌和耻骨直肠肌运动单位电位明显多于静息状态运动单位电位；排粪造影：肛直肠角力排相时不增大、保持90°左右或缩小；肛管直肠压力测定：内括约肌肌电活动增强与肛管静息压增高同时存在，加之直肠肛门抑制反射减弱，即可诊断内括约肌痉挛；结肠传输试验：显示直肠排出障碍；病理学检查：肌肉无病理学改变。

（四）治疗

目前尚无良好的治疗方法，盆底痉挛综合征是一种正常的肌肉功能紊乱，应以恢复正常的肌肉功能为主，一般不采用手术治疗，手术切断部分痉挛的肌肉只能在短期内起到缓解的目的，待瘢痕形成后将会造成更加严重的痉挛，甚至可能造成大便失禁。但合并直肠前突、直肠内套叠者可行手术治疗相应的合并疾病，部分患者合并疾病治疗后盆底肌肉痉挛得到缓。非手术治疗方法：饮食疗法：进食杂粮为主，多饮水，增加纤维素的摄入量，多进食蔬菜水果，适当进行体育活动，必要时口服缓泻剂，以润滑型泄剂为主；生物反馈疗法：肌电图生物反馈疗法能即时检测肛门内外括约肌和耻骨直肠肌舒张和收缩状态，指导患者掌握正确的排便方式；气囊反馈疗法：利用气囊模拟粪便通过肛门时建立肛门内外括约肌和耻骨直肠肌正常舒张-收缩的反射；心理治疗：盆底痉挛综合征患者多数伴有心理障碍，在其治疗的同时需行心理辅导，进行抗焦虑或抗抑郁治疗；阴部神经阻滞治疗和微波治疗：近年来，采用阴部神经阻滞或微波治疗，取得一定成效，但尚未达到临床较为满意的疗效。

五、会阴下降综合征

会阴下降综合征是指盆底肌肉系统的张力减退、肌肉萎缩、异常松弛而引起的一系列临床症状，如排便困难、排便不尽感、会阴坠胀、肛门失禁等。会阴下降的特点是多部位、多系统、多脏器松弛性改变，以盆腔脏器为主。包括直肠、子宫及其附属固定结构、直肠阴道隔松弛，腹膜腔位置过低等。

（一）病因

过度用力排便：长期的过度用力排便可能是主要的病因。长期的腹腔内压力增高使盆底肌肉薄弱，肛管直肠角缩小，继续摒便，增高的腹腔内压力可传导至直肠前壁，使该处的直肠黏膜脱垂至肛管上端，直肠黏膜脱垂可产生排便不尽感，使患者再次努便，如此形成恶性循环，从而加重会阴下降程度。分娩产伤：会阴下降综合征的女性多伴有多产史并合并产伤。分娩导致产伤的因素主要有大体重儿、第二产程延长、产钳的应用、多产等。盆底结缔组织松弛：会阴下降综合征的病因除了先天因素和后天的损伤外，中年以后性激素水平下降，导致结缔组织退变松弛，从而导致盆底下降。

（二）临床表现

会阴下降综合征常合并有直肠内套叠、直肠前突、阴道脱垂等疾病。主要表现有：排便困难、排便时间长、费力、排空障碍，结果导致经常做无效排便；会阴疼痛：会阴严重下降患者，在长期站立或久坐后，可以出现难以定位的会阴疼痛不适，平卧位可缓解，疼痛和排便无直接关系；大便失禁：不正常的努便可致使盆底肌肉张力降低，其神经也出现继发性改变，而至大便失禁；直肠出血和黏液分泌：会阴下降患者多合并有直肠内脱垂和痔脱出，直肠前壁黏膜脱出和痔脱出一样，均有黏液分泌，如存在外伤可合并直肠出血；尿失禁及阴道脱垂：会阴下降严重者，可出血功能性排尿异常，多为应力性尿失禁，同时腹腔内压升高，会阴下降致使阴道脱垂。体征：模拟排便可见会阴呈气球样膨出，并有明显的肛管和痔外翻，严重的会阴下降可合并有阴道脱垂。直肠指诊肛管括约肌张力降低，肛管收缩力量明显降低，伴直肠前突时肛管上方前壁可扪及薄弱区，伴直肠内套叠时可扪及堆积肠腔内的松弛的肠黏膜。

（三）诊断

根据临床表现结合以下检查不仅可以诊断本疾病，还能发现合并的疾病。排粪造影：静坐时会阴位置（耻骨直肠肌压迹中点）低于坐骨结节下缘，力排时会阴下降大于3cm，注意是否有直肠内套叠的漏斗征，直肠前突的囊袋状钡剂潴留等；肛管直肠压力测定：静息压、收缩压及咳嗽时压力均降低，直肠感觉容量增高；盆底肌电图检查：有神经源性损害和肌源性损害。

（四）治疗

1. 非手术治疗

单纯的会阴下降综合征患者适合非手术治疗。培养良好的排便习惯，养成定时排便、避免过度用力排便、避免每次排便时间过长；可适当应用含纤维制剂协助排便，从而避免进一步加重盆底肌肉损害；加强提肛锻炼：锻炼方法可采取胸膝卧位或其他体位，配合呼吸与肛提肌运动，吸气时盆底肌肉收缩，呼气时盆底肌肉松弛，如此一呼一吸，一松一紧，每次 20~30min，每日 2~3 次；生物反馈治疗：可采用单纯电刺激或触发电刺激方案训练，提高盆底肌张力和耐疲劳性。

2. 手术治疗

会阴下降综合征的治疗是一个非常复杂的问题，除先天因素和后天损伤因素以外，中年以后人体性激素水平下降，导致结缔组织的退变松弛，这也是全身多种松弛性疾病的基础，外科手术虽不能阻止这一自然变化，但对这种变化引起的解剖改变可通过外科手段进行纠正，因此外科手术对会阴下降综合征具有一定的价值。为减轻症状，避免盆底肌的进一步损伤，对伴随疾病如直肠内套叠或直肠脱垂者应积极治疗，首先采用硬化剂如鱼肝油酸钠、消涛灵注射治疗，注射治疗无效，可行直肠黏膜纵行柱状缝合或经腹直肠固定或悬吊术，但手术前应考虑到术后仍然可能遗留部分症状，这可能与会阴下降综合征的盆底肌变性有关。会阴下降综合征的治疗效果主要取决于盆底肌肉的功能状态、内外括约肌的功能状态及手术方法。目前，国内外对于会阴下降综合征的手术方法，主要是盆腔紧缩固定术，包括盆底的重建、子宫悬吊固定、直肠悬吊、乙状结肠切除等。对于合并有直肠前突的患者需积极治疗直肠前突。手术步骤：经左旁中线切口，切开皮肤、皮下各层进入腹腔，用温热盐水纱布垫将小肠全部推向上腹部，将直肠后壁游离到尾骨尖，提高直肠，用生物悬吊网袋或腹直肌前鞘围绕上部直肠，用细不吸收线固定于骶骨隆凸下的骶前筋膜和骨膜，将悬带边缘缝于直肠前壁及其侧壁，反复折叠缝合盆底腹膜，抬高盆底，将子宫阔韧带折叠缝合进行子宫悬吊。

六、内括约肌失弛缓症

凡因肛管内括约肌增生肥厚，或神经反射异常、中断，导致肛管内括约肌持续性痉挛而不能松弛者均称内括约肌失弛缓症。

（一）病因

神经反射异常：肠壁神经节细胞缺如，导致直肠无力，是超短型巨结肠的一种特殊类型；神经支配异常：长期忽视便意，直肠内粪便达一定量使其内压升高时，就会产生便意，便意是直肠充胀时通过神经系统在大脑皮层产生的一种本体感觉和脏器感觉，如果忽视便意，就使外括约肌收缩，进而激发内括约肌收缩反射性引起直肠壁松弛，内压下降，长期忽视便意使这一反射成为习惯就会导致内括约肌痉挛；器质性改变：如肛管内括约肌长期痉挛性收缩最终也可导致肥厚变性，即功能性改变转化为器质性改变。

（二）临床表现

内括约肌失弛缓症的临床表现类似于耻骨直肠肌综合征，主要是排便费力和排便困难，虽用尽全身力气，仍便柱细窄、量少，排便时间延长却不能排空。病人常有用手挤压下腹部或取蹲位排便的习惯，甚至用双手掰开肛门以协助排便。直肠指诊肛门有明显紧缩感，但这种紧缩感不同于耻骨直肠肌综合征所造成的越向肛管深部紧张度越高的感觉，而是下部肛管紧张，尤以肛门部最为明显，甚至指尖进入肛管都很困难，肛管内外括约肌间沟变深，直肠内有较多粪便蓄积。

（三）诊断

根据临床表现结合辅助检查，该病诊断并不困难。排粪造影：可观察到：肛管不开放，直肠颈部呈对称性囊状扩张，在肛管直肠交界处呈萝卜根样改变；静息相见直肠扩张明显，甚至出现巨直肠；钡剂不能完全排空。肛肠压力测定：肛管的静息压主要靠内括约肌维持，故该病患者的静息压明显高于正常；此外，内括约肌松弛反射幅度下降或不能引出，对诊断有肯定意义，表现在气囊扩张直肠时肛管压力下降不明显或上升；直肠最大耐受量明显升高。盆底肌电图：内括约肌肌电图的放电频率和放电间隔以及扩张直肠时有无电节律抑制，对诊断该病及鉴别其他出口梗阻性便秘有重要意义。

（四）治疗

1. 非手术治疗

该疾病应以非手术治疗为主，口服粗纤维食物，应用缓泻剂均可获得暂时效果，但不能治愈。在局麻下肛管扩张有一定疗效。生物反馈疗法可训练机体控制功能有较好的疗效。保守治疗无效时可考虑手术治疗。

2. 手术治疗

对严格保守治疗无效者可考虑内括约肌切断术，手术步骤：后位肛门内括约肌切开术：用双叶张开式肛门镜显示后正中处肛裂，直接经肛裂处切断内括约肌下缘，自肛缘到齿线，长约 1.5cm，内外括约肌间组织也应分离，若有前哨痔或肛乳头肥大，应一并切除，有出血时，可用电刀止血，或用油纱压迫止血；侧位肛门内括约肌切开术：用食指摸到括约肌间沟后，在肛缘外侧皮肤行 2cm 弧形切口，用中弯血管钳由切口伸到括约肌间沟，暴露内括约肌后，用两把小弯血管钳夹住内括约肌下缘，并向上分离到齿线，在直视下用剪刀将内括约肌剪除一部分送活检，证实是否为内括约肌，两断端结扎止血，用细不吸收线缝合皮肤。该疾病发病率不高，文献报道不多，缺乏长期随访资料。

七、孤立性直肠溃疡综合征

孤立性直肠溃疡综合征又称直肠良性孤立性溃疡、直肠良性非特异性溃疡，是一种由于直肠前壁良性孤立性的急慢性溃疡所引起的消化道紊乱，以血便、黏液便、排粪困难及肛门坠胀疼痛为主要症状的慢性、良性直肠疾病。多见于青年人，无性别差异，发病率常较低，常与直肠脱垂、直肠息肉、混合痔相伴随，易被误诊为直肠癌或炎性肠病。

（一）病因

缺血：直肠脱垂黏膜的顶端嵌顿于肛管之上，加上外括约肌的强力收缩，可致黏膜压迫性缺血和坏死。大量脱垂时肠黏膜下血管伸展、破裂也可致缺血。局部黏膜缺血常可形成溃疡。损伤：部分患者在排便困难的情况下自行以手指插入肛门诱导、协助排便，或用手指回纳脱垂的直肠黏膜造成黏膜损伤，致溃疡形成；性生活、经直肠按摩前列腺及腹部外科手术损伤血管所致直肠溃疡。其他因素：炎症性肠病、先天性直肠黏膜错构畸形、血管异常、细菌和病毒感染及缺血性肠病等，也被认为与 SRUS 的发生有关。

（二）临床表现

孤立性直肠溃疡综合征可出现几乎所有肛肠疾病的症状。病程多为慢性，数月至数年不等。常见的症状有：便血，发生率达 85%～90%，色鲜红，量少，偶有大量出血；排便困难或便秘，有肛管直肠阻塞感，里急后重，有时需用手指插入肛门内以帮助排便，有排便不尽感，需多次排便，但每次量少，甚至每次要花费很长时间；严重者大便失禁；部分患者左下腹可扪及乙状结肠肠袢，并有压痛；黏液便；疼痛，常位于直肠肛门、会阴部、骶部。直肠指诊可触及黏膜增厚，局部硬结和息肉。

（三）诊断

根据本病的临床表现特点和组织学改变的特征，并结合内镜等检查常可做出诊断。辅助检查：内镜检查：溃疡多数较浅，边界清楚，基底覆有灰白色坏死物，溃疡周围黏膜呈轻度炎症，可呈结节状；直肠腔内有黏液、血液、黏膜发红及水肿。X 线检查：钡剂灌肠显示直肠狭窄、黏膜颗粒粗、直肠瓣增厚；排粪造影可发现直肠内脱垂、直肠前突、盆底痉挛、会阴下降、肠疝和直肠脱垂等变化。直肠肛门测压和肌电测定：患者肛管静息压均无变化，肛管最大收缩压下降，做排粪动作时耻骨直肠肌反常收缩，肛门外括约肌单根纤维密度增加，阴部神经终末运动潜伏期延长。病理检查：这是区别 SRUS 与肿瘤、炎症肠病的可靠依据，其特征性表现是黏膜固有层纤维闭塞，黏膜肌增厚并被纤维充填，肌层纤维化并增厚，可突向肠腔，黏膜下有异位腺体。

（四）治疗

1. 非手术治疗

一般治疗，如高纤维饮食，保持大便通畅，定时排便及养成良好的排便习惯；避免过度屏气排便；生物反馈训练法，增加户外活动等。局部治疗主要是抗生素、云南白药、中药和黏膜保护剂保留灌肠，多数患者疗效满意，必要时应用容积性泻药、开塞露或类固醇激素灌肠、激素栓剂等。

2. 手术治疗

主要针对包括直肠内套叠和脱垂及盆底肌的痉挛性收缩。目前多主张采用直肠固定术（术式同会阴下降直肠固定术）、Delormes 术（采用截石位，1∶200000 肾上腺素黏膜下注射。肛管周围缝合 6 针牵引下固定于臀部皮肤利于暴露和缝合（有时用 lonestar 牵开器）。无损伤钳夹持使脱垂暴露充分且不损伤黏膜造成不必要的出血，自齿状线上方 2.5cm 环形切开（有时 T 字形切开）黏膜和黏膜下层，袖套状剥离，显露直肠环形肌层，直到脱垂的顶点，剥离 2 倍左右的体外脱垂长度。缝合时先黏膜切缘进针，然后肌层折叠缝合 4~5 次，最后另一切缘出针完成一次吻合（暂不打结），共约 12 针完成环状缝合后将脱垂部分边推入边打结，或者上前、下、左、右各一针折叠缝合打结后将脱垂部分推入肛管，牵开器暴露后补充缝合 8 针等术式治疗内套叠和脱垂，辅以生物反馈法训练正常肌肉的异常收缩。内镜下氩等离子电凝、微波可用于反复出血者的止血和治疗。非手术治疗无效的患者可考虑溃疡的局部切除、经会阴部的直肠切除术或者改道。外科手术并不能改善肛门和直肠的敏感性及排粪障碍。生物反馈治疗适合本征而且有效。国外目前也十分强调行为治疗，即所谓生物反馈训练，有助于消除症状，特别是经直肠固定术后仍存在症状者，但手术治疗的比例仍大大高于国内。

第二节 结肠慢传输型便秘手术

慢传输型便秘（又叫慢运输型便秘或慢通过型便秘，是指肠内容物在肠道内通过缓慢，表现为大便次数减少（大便<3 次/周）、大便干结、排出困难等，是慢性便秘的常见类型，约占 1/3。STC 可由多种原因引起，部分患者病因明确，如巨结肠或巨结肠类缘病、药物因素、内分泌疾病等；部分患者为特发性（又称功能性便秘），病因不明，这类 STC 患者可以是结肠运动无力型，也可以是结肠运动紊乱型（收缩占优势），虽然两者都表现为肠内容物通过缓慢，但前者通过缓慢处是在病变的肠段，而后者通过缓慢处可能是正常的肠管，病变肠管是在其肛侧。原因明确的 STC，对因治疗，效果良好。特发性 STC 尚无满意的保守治疗方法。在欧美国家，外科治疗特发性 STC 开始于 20 世纪 80 年代。在我国，20世纪 90 年代中期开始有外科治疗 STC 的报道，结肠部分切除和全结肠切除术是常用的手术方式，此后几种新的术式相继出现，如结肠次全切除术、旷置结肠盲直肠吻合术等。经过十几年的临床实践和临床观察，手术治疗 STC 的效果被肯定。外科治疗已经成为重症特发性 STC 患者的最终选择。近十多年来，由于腹腔镜、手术机器人等微创技术的推广应用，将微创治疗 STC 推向了新的高潮。

一、STC 诊断与分型

做出精准的诊断和分型，是取得治疗效果的根本保证。STC 的诊断通过问诊和胃肠传输试验即可确立。问诊是便秘最重要的诊断手段。详细询问患者排便习惯的具体改变和持续时间，诸如频率、粪便性状、排便是否费力、有无下坠感及排便不尽感、有无手辅排便等。询问有无导泻药服用史，有无影响排便的药物服用史，有无与器质性便秘相关内外科病史等。同时评估患者精神、心理状态，注意有无近期便血、潜血阳性或腹部包块等肿瘤报警症状。患者排便次数减少（<3 次/周），大便干结，缺少便意，或伴有腹胀不适，结合胃肠传输试验有慢传输证据即可诊断为 STC。

（一）胃肠传输试验

1. 颗粒状标记物法

摄入不透 X 射线的颗粒状标记物后行腹部放射线检查。方法是与标准餐一起摄入不透 X 线标志物 20 个，于 72h 拍摄腹平片。若>4 个标志物（即>20%）未排出体外，就诊断为慢传输型便秘。该方法在诊断有无慢传输方面具有简便易行的优势。但因其不能显示消化道形态，不能将标志物准确定位，因此，不能分出慢传输的亚型。另外，这些标志物的比重、形状、表面光滑度与粪便不同，其在消化道内的运行情况可能有别于大便的运行情况，因此。检测结果的准确性受到质疑。

2. 少量钡餐法

2004 年由郑州大学第一附属医院肛肠外科创用少量钡餐法行胃肠传输功能检查，具体方法是：20g 医用硫酸钡加入早餐粥内服下，分别在餐后 4h、8h、12h、24h、48h、72h……拍立位腹部 X 线平片（要求上包括胃、下包括直肠），直到钡剂完全从直肠内排空。在每个时间节点之间患者若有排便应追加便后 X 线腹部透视或拍片。

评估标准：

胃：生理排空时间为 2~4h，>4h 视为胃排空延迟。由餐后 4h 平片评估。

小肠：生理通过时间为 2~4h，从口服钡剂到钡剂完全通过回盲瓣进入结肠的时间≤8h，>8h 视为胃小肠传输异常。小肠的通过时间是钡剂完全通过回盲瓣的时间减去胃排空时间。由餐后 8h 和 12h 平片评估。

右半结肠：生理通过时间为 2~12h，>12h 视为右半结肠传输缓慢。由餐后 8h、12h 和 24h 平片评估。

左半结肠：生理通过时间为 4~24h，>24h 视为左半结肠传输缓慢。由餐后 12h、24h 和 48h 平片评估。

直肠：正常情况下直肠是空虚的或有少量粪便（<30g），>50g 粪便在直肠内存留>24h 时即为直肠排空障碍。由餐后 24h、48h 和 72h 平片评估。

全消化道：生理通过时间为 10~44h，>48h 有 20% 以上钡剂存留于胃肠道即为传输缓慢。

少量钡餐法胃肠传输功能检测的优势是：①检测结果准确可靠，钡与饭同服，两者在胃内充分混合，在消化道内一起运行，监测钡的运行情况可真实代表食糜或粪便在消化道的运行情况；②显示消化道形态，钡在何处一目了然，能够分段评估消化道传输功能，实现对便秘精准分型；③检查方法简单，只需要普通 X 线机，各级医院均有条件开展该项检查。

（二）分型

根据上述评估标准，将慢性便秘分为 7 型：直肠排空障碍型（Ⅰ型）、左半结肠慢传输型（Ⅱ型）、全结肠慢传输型（Ⅲ型）、结肠慢传输并直肠排空障碍型（Ⅳ型）、胃小肠结肠慢传输型（Ⅴ型）、全消化道慢传输型（Ⅵ型）、传输功能正常型（Ⅶ型）。

传统上将慢性便秘分为 3 类：慢传输型、出口梗阻型和混合型。这种分类较为粗糙，对 STC 患者手术没有指导意义。少量钡餐法胃肠传输功能检测将慢性便秘患者分为 7 个亚型，完善了慢性便秘的分类，这种分类对手术有指导意义。随着深入研究，将会有更完善的监测胃肠传输功能的方法，慢性便秘的诊断和分类将更加精准。

二、STC 手术的可行性

STC 的治疗应根据病因和分型采取个体化治疗。因内分泌因素（如甲减等）、药物因素（如钙离子拮抗剂等）和饮食因素引起的 STC 采取保守治疗，效果良好。而对特发性结肠无力型、阶段性结肠功能紊乱型、泻剂依赖型 STC 多数患者保守治疗效果不佳。对这些患者外科治疗是必然的选择。

外科治疗 STC 开始于 20 世纪 80 年代，当初多半行结肠部分切除术，其疗效各家报道不一。有的报道效果良好，有的相反，并且复发率高。由于当时对 STC 的认识不足，缺乏检测手段，对病变肠管定位不准，切除肠管的范围也没有可靠依据。因此，才会有不同治疗结果。多数学者认为结肠部分切除术治疗 STC 效果不佳，推荐行全结肠切除术。全结肠切除术后部分患者术后出现程度不等的腹泻，术后腹泻成了外科医生和患者共同担心的问题，影响了手术的发展。经过近二十年的探索，至 20 世纪末，外科治疗 STC 积累了不少经验，手术方式逐渐增多，次全结肠切除术成为主要术式，术后腹泻发生率明显下降。随着疗效逐步提高，手术并发症逐步降低，外科治疗 STC 已经进入高峰时期。

（一）结肠切除术治疗 STC 的理论依据

无论是肠运动无力，还是肠运动紊乱最终都导致赛便通过障碍。目前，还没有任何一种理想的保守治疗的方法（包括药物和其他治疗）。因此，外科治疗 STC 是必然的选择。结肠切除术治疗 STC 的理论依据是：①切除了病变肠管；②缩短了排泄通道；③减少了水分吸收，缓解了大便干结。

（二）精准治疗 STC 的基本条件

STC 手术前需要搞清楚的问题：①粪便在结肠哪些部位通过缓慢，通过缓慢的原因是结肠运动无力还是前方阻力增大。结肠运动无力时粪便在运动无力的肠段内通过缓慢，手术应切除运动无力的肠段；结肠运动紊乱（收缩占优势）时粪便在其口侧的肠段内通过缓慢，手术应切除运动紊乱的肠段，保留其近侧的肠段，除非近段肠管继发巨结肠；②胃有无排空延迟，小肠有无传输缓慢，这些都会影响手术效果，及手术方式的选择。少量钡餐法动态监测胃肠传输功能，钡在何处通过障碍一目了然，将慢性便秘分成多个亚型，为手术切除病变肠段及选择手术方式提供了可靠依据，因此，精准治疗 STC 的基本条件已经具备。

（三）STC 手术治疗效果提高和手术并发症下降

经过多年的探索和手术经验的积累，从盲目行结肠部分切除术、全结肠切除术，到保留回盲部的次全结肠切除术，以及旷置结肠盲肠直肠吻合术，然后发展到在精准分型指导下的肠切除术，随着手术方式的改进，手术效果逐步提高，手术并发症逐步下降，手术后腹泻发生率降到 10%以下，手术后肠梗阻发生率降到 5%以下，手术死亡率和其他并发症少见。手术治疗 STC 被越来越多的患者接受。

（四）微创技术治疗 STC 的优势

如果说前三十年是外科治疗 STC 的成熟期，那么近十多年就是利用微创技术治疗 STC 的高峰期。STC 患者在选择外科治疗时往往心里是矛盾的，既不想长期服药治疗，又担心外科手术的创伤。微创技术的应用，满足了患者的要求，减少了患者对创伤的担心。因此，近几年来利用微创技术外科治疗 STC 的病例迅速增多。目前，在 STC 微创手术中腹腔镜、手术机器人、内镜等都是常用的设备。腹腔镜技术在县级以上医院得到普及，腹腔镜下结肠切除术有如下优势：①切口小，创伤小；②术野被放大，手术更精细，可以避免不必要的神经损伤；③术后恢复快。机器人手术除具有以上优势外，手术野放大 10 倍，而且是立体视觉，手术时操作更容易，在解剖分离时更精细。但手术机器人系统价格昂贵，不易普及。

三、STC 手术方式的选择

手术适应证：①符合罗马Ⅲ的 STC 诊断标准；②多次传输试验结果表明传输时间延长；③内科治疗无效，病程在 3~5 年以上；④钡灌肠或结肠镜检查排除结直肠器质性疾病；⑤严重影响日常生活和工作，患者强烈要求手术；⑥无精神障碍因素。

手术可以通过开腹完成，也可在腹腔镜、机器人等微创技术下完成，后者越来越受患者的欢迎。手术方式应根据患者的全身情况、传输试验的分型和患者的期望值来决定：如胃小肠结肠慢传输型 STC（Ⅴ型）宜采取全结肠切除加回肠直肠吻合术，若采取保留回盲部的结肠次全切除术则有术后效果不佳之虑；若为全结肠慢传输型 STC（Ⅲ型），采取保留回盲部的结肠次全切除术则可减少术后排便次数。

注意事项：术前必须明确有无合并出口梗阻型便秘和先天性巨结肠，必要时行联合手术。

（一）全结肠切除术

这是治疗 STC 的经典术式，是国内外文献报道最多、也是改善排便困难最有效的术式，尤其适合于胃小肠结肠慢传输型 STC（Ⅴ型）。术后功能改善率可达 90%~100%。手术过程中需要注意的是直肠保留长度的问题，如果确定直肠是正常的，则应尽量保证直肠的完整性，也就是保留直乙交界处以下的直肠，这样做能减少术后腹泻的发生和程度，保留正常的排便反射，防止肛门失禁的发生；如果确定直肠也存在动力障碍，则应尽量少保留直肠，以免术后便秘不缓解。文献报道约有 1/3 的患者术后出现程度不等的腹泻，术前评估胃和小肠的传输功能，进行了精准分型十分必要。若胃和小肠尤其是小肠传输较快（通过时间<4h），全结肠切除术后排便次数达 6 次/日以上，严重影响生活质量，因此，不宜施行全结肠切除术。文献报道约有 10% 的患者术后出现肠梗阻，术中操作要精细、彻底止血，消除异常间隙和通道是预防术后肠梗阻的有效措施。

（二）结肠次全切除术

适合于左半结肠慢传输型（Ⅱ型）、全结肠慢传输型 STC（Ⅲ型）。需要强调的是：术前 3 次以上的检查确定右结肠无动力障碍，术中探查盲肠、升结肠无扩张，肠壁无变薄者。

1. 升结肠顺行与直肠吻合术

是国内医生开展较多的术式，升结肠保留 3~5cm 即可，以免术后便秘不缓解。由于回盲瓣的保留，有效地减慢了小肠的排空速度，利于营养物质的吸收，也使患者术后排便次数明显减少。但是进行升直吻合时，由于要将升结肠从右侧翻转 180° 至左侧与直肠吻合，手术操作复杂一些。

2. 逆蠕动盲肠与直肠吻合术

保留回盲结合处以上约 7cm 升结肠，在骶岬下方离断直肠。直肠残端置入吻合器抵钉座（头端），切除阑尾，从升结肠切除断端置入吻合器器身，从阑尾残端旋出中心杆，旋紧吻合器，完成吻合，封闭结肠断端。逆蠕动吻合保留的盲肠及部分升结肠能起到类似储袋的功能，对排便有缓冲作用。术中需要注意：升结肠的长度以保留 7~10cm 为宜，保留过长，术后便秘治疗的效果不佳，过短其降低腹泻发生的效果不明显；直肠肠离断处一般在骶岬下方与直肠腹膜返折之间；吻合口不要离回盲瓣过近，以免损伤回盲瓣。与顺行吻合相比，逆蠕动吻合操作相对简单。

（三）精准结肠部分切除术

根据少量钡餐法胃肠传输功能的监测结果，确定慢性便秘的类型及病变肠管的范围，对于阶段性结肠运动无力和阶段性运动紊乱的患者（如Ⅱ型便秘）宜行结肠部分切除术，如左半结肠切除术、乙状结肠切除术、右半结肠切除术等。该手术创伤小，术后并发症少。需要注意的是，术前 3 次以上的检查确定存在动力障碍的结肠肠段，术中探查病变肠段薄弱无力或痉挛状态，其余结肠正常，方可切除存在动力障碍的结肠肠段。郑州大学第一附属医院肛肠外科自 2004 年以来，基于少量钡餐胃肠传输检查的结果，行结肠部分切除术 26 例，术后 3 年患者满意率达 95%以上，术后仅有 2 例便秘症状复发，其中一例症状轻微，间断服用泻剂，另一例行全结肠切除术。可见在精准医学指导下，结肠部分切除术是可行的。

（四）旷置结肠盲直肠吻合术

适当游离回盲部及部分升结肠，在回盲部上方 7~10cm 处离断升结肠，切除阑尾，吻合器抵钉座置入盲肠，柄部从阑尾残端处穿出，扩肛后自肛门置入吻合器器身，在距腹膜返折上方 5~8cm 直肠右侧壁穿出中心杆，完成盲直肠端侧吻合。该手术操作简单，手术并发症少，近期缓解便秘效果肯定，远期效果有待进一步观察。该手术不能缓解腹痛、腹胀等症状，术前有此类症状的患者不适合行旷置结肠术。

（五）回肠造口术

适用于年龄偏大或合并症较多无法耐受较大手术的患者。虽然肠造口会带来生活不便，但对于年老体弱而又每日受严重便秘困扰的患者来说，造口后生活质量可以得到明显的提高。

（六）顺行结肠灌洗术

通过腹腔镜手术切除阑尾后，经阑尾残端置入蕈状管作盲肠造瘘，或直接将阑尾拖出造瘘，每天通过经该造口置管进行灌洗排便。由于灌流液倒流发生率高，随着时间的推移，通过灌洗排便的效果下降，手术满意度低。因此，顺行结肠灌洗术不能作为一种常规手术治疗方法。

四、STC 手术引发的思考

（一）如何选择最合理的治疗方式

手术是治疗 STC 的有效手段，但任何手术方式都存在两个问题，一是手术创伤给患者带来的痛苦，二是手术并发症。因此，在选择手术时应当慎重。面对STC 患者，选择何种治疗方式，应考虑多个因素，如年龄、体质状况、病程、以往的治疗、患者的经济条件等，也就是个体化治疗。对 STC 的治疗大概分为保守治疗和手术治疗，保守治疗包括饮食调节、调节胃肠道动力的药物（五羟色胺受体激动剂等）、影响肠道分泌与吸收的药物（如聚乙二醇 4000 等）、活菌制剂、传统的泻剂（如芦荟、酚酞等）、生物反馈治疗等，到目前为止，没有一种保守治疗的方法对 STC 的治疗效果是持久的，长期用药给患者带来的副作用极其痛苦也是患者难以接受的。因此，某些严重的 STC 患者积极要求手术治疗。手术治疗是患者的痛苦决定，也是医生的无奈选择。在保守治疗不能让患者满意时，外科治疗 STC 还要继续下去，尽可能利用微创技术，选择合理的术式，降低手术并发症是目前的努力方向。

（二）精准医学与过度治疗问题

在外科治疗 STC 的开始时期，由于缺乏对 STC 的认识和检测手段，盲目行结肠部分切除术，手术疗效不佳，复发率高；因此，许多学者认为结肠部分切除术不适合治疗 STC，主张行全结肠切除术。实践证明全结肠切除术具有确切的疗效，然而术后腹泻发生率高达 1/3，对病变局限于某段肠管的患者不加选择地行全结肠切除术有过度治疗之嫌；保留回盲部的次全结肠切除术虽然降低了术后腹泻发生率，但对于全消化道慢传输的患者（Ⅵ型）术后有较高的复发率；旷置结肠盲肠直肠吻合术虽然解决了排便问题，但部分患者腹胀问题不能解决；肠造瘘或顺行结肠灌洗都是无奈之举。

总之，外科治疗 STC 经过了结肠部分切除、全结肠切除、次全结肠切除这三个阶段，然后发展到当今的精准肠切除。前三个阶段有治疗不足或过度治疗的情况。因此，如何做到精准的术前评估，合理的手术切除范围，避免过度治疗或治疗不足是外科治疗 STC 的必然趋势。

第三节　肛门失禁的外科治疗

一、概述

肛门失禁，也叫大便失禁，是指机体对直肠内容物的蓄控能力减弱或丧失，症状反复且不少于 1 月者。临床诊断除症状外，需结合直肠肛门抑制反射、直肠顺应性等物理检查，亦需借助内镜、测压、造影、超声等辅助检查，评估括约肌、神经等功能后进一步确诊。大多患者由于羞辱心理而较少就医，严重危害其身心健康。

二、发病原因

大便节制主要由大便性状、肛门直肠感觉和顺应性、肌肉功能、神经系统等多种因素共同维护。若上述器质性或功能性因素异常，则引起节制功能紊乱，造成大便失禁。如生理（年龄、性别、体残等），遗传、精神异常（肛门直肠畸形、多发性硬化症、抑郁症、糖尿病性神经病），肌肉、神经损伤（脊髓损伤、分娩、手术、放疗），粪便成分异常（如腹泻、炎症肠疾病、便秘）等皆可导致大便失禁。如随着年龄增长，括约肌增厚，血管减少，静息压、收缩压、直肠顺应性及敏感性均降低，肛管容量较少；女性肛管较短，收缩压较低，尤其是经产妇括约肌及盆底组织功能减弱，造成肛门直肠敏感性及容量阈值降低皆引发本病。外括约肌功能失调、内括约肌损伤、肛瘘手术都可以导致肛门失禁。

三、肛门失禁的评估

评估明确肛门失禁病因、严重程度，为选择最合适的治疗方法提供帮助。详细的病史、体格检查、肛门直肠镜检查对每例患者来说都是必需的，这些检查能找出相当一部患者发生失禁的原因。生理和影像学检查能进一步明确诊断，区分病因是解剖因素还是功能因素，为选择治疗方案提供帮助。

1. 病史

首先，要判断是否存在肛门失禁。痔、肛瘘、肿瘤等疾病引起的肛周流脓、黏液易与肛门失禁相混淆，应予以鉴别。其次，明确是否存在腹泻，大便干湿度变化可以影响肛门括约肌的功能。询问每位病人是否有便秘和肛门直肠、肛周疾病手术史，会阴部创伤史，分娩过程是否难产，是否会阴撕裂。

2. 体格检查

详细检查是肛门以及肛周否有肛瘘、疤痕以及裂隙状肛门，这些都提示括约肌损伤可能。下蹲时观察病人有无直肠脱垂或会阴下降。检查肛周感觉功能，感觉功能受损提示外周或中枢神经病变可能。直肠指诊可以评估肛门括约肌张力，初步评估括约肌的静息压（内括约肌）和收缩压（外括约肌）。直肠指检能发现大部分粪便填塞病人，粪便填塞可导致充填性失禁。

3. 辅助检查评价

肛门失禁的辅助检查方法可归纳为解剖学评价和生理学评价两大类。其中，对临床诊治具较大价值的主要包括：

（1）肛管腔内超声检查：该检查是将一超声探头插入肛管内行超声成像，它能够提供准确的内外肛门括约肌图像，相比较于肌电图法和通过测压来描述外括约肌，具有更准确、直观和更易为病人所接受等优点。对了解肛门内外括约肌解剖形态的很有帮助，任何括约肌修补术前都应予以常规检查。肛管内置线圈的MRI，可提供较腔内超声更为清晰的括约肌图像。

（2）肛门直肠测压：肛管直肠平时的静息压主要与肛门内括约肌有关，一般在 40~70mmHg。收缩压是肛门收缩时的腔内压力，一般是静息压的 2~3 倍，主要由肛门外括约肌产生。肛门失禁人群较正常人群直肠内收缩压有下降趋势，括约肌缺损也可表现在肛管静息压或收缩压下降。评价直肠的顺应性和感觉功能可通过一根置于直肠内的连接有膨胀气囊的导管来实现。肛门直肠有炎症或纤维化、急迫性失禁时直肠顺应性降低，顺应性降低的病例行括约肌手术修补效果较差。这项检查的最大价值在于能测定直肠的感觉功能和顺应性。

（3）阴部神经末梢运动潜伏期测定（pudendal never terminal motor latency，PNTML）：肛门外括约肌受阴部神经支配，该神经的损伤可导致外括约肌缩乏力，进而产生肛门失禁。PNTML 是利用一种与患者手指连接的一次性电极，引向坐骨结节，通过释放电脉冲到阴部神经，测定肛门外括约肌反应时间，来测算神经末梢的传导速度。正常的反应时间为 2.0±0.2ms。它主要用于括约肌修补术的术前评估，测定结果正常一般意味着术后效果较好。

（4）排粪造影：排粪造影是在直肠内灌入造影剂后做排便动作，进行摄片的检查，动态观察直肠形态和直肠肛管角的变化，主要适用于怀疑有直肠脱垂和直肠套叠时进行。对于肛门失禁主要通过检查排便后直肠内容物残留情况来协助诊断填充性肛门失禁。

四、肛门失禁的非手术治疗

一般先行保守治疗，降低或消除失禁风险，筛查高危患者，如训练排便习惯、饮食调节、用药、生物反馈、辅助锻炼等；若保守疗法失败或不适时，应选用手术疗法，如修补术、神经刺激以及肠造口术等。

1. 中医药疗法

补中益气为中医药辩证论治疗肛门失禁的主要治则。运用补中益气方，培补先后天之本，共奏调养脾肾、防滑固脱，治疗小儿、老年性大便失禁疗效显著。此外，针刺作为一种辅助疗法亦受临床医师青睐；中、下髎穴分别对应第三、四骶孔，深刺两穴能调节腰骶自主神经功能。

2. 生活调理

认真倾听患者病情，疏导缓解患者焦虑情绪，建立信任的医患关系，使患者积极配合治疗。肥胖患者提倡多运动，减肥一方面降低腹压，另一方面运动使意志力提高，大便自控能力增强；嘱每日清洗肛周，保持皮肤干燥，以免腐蚀皮肤组织。多食粗纤维食物，改善胃肠功能，硬化大便。生活调理为症状较轻患者的首选疗法。

3. 药物治疗

止泻剂（如洛哌丁胺）能降低肠道急迫性，减少蠕动，增加肛管静息压，主要用于女性或肠癌术后患者。五羟色胺受体拮抗剂（阿洛司琼等）减缓结肠传输，降低胃肠敏感性，减少大便次数。α-肾上腺能受体激动剂调节内括约肌，保持静息压恒定，治疗括约肌低压力性大便失禁。抗胆碱能剂（阿米替林）可降低直肠肌振幅及频率，临床应用证明有效。

4. 康复训练

包括容量耐受（最大容量每日温水灌肠 2 次并尽量保持一段时间）、电刺激、会阴运动疗法（选择性训练提肛）、生物反馈等内容，按照上述项目进行系列康复训练，治疗效果亦较为满意，被越来越多的临床医师认可。

5. 注射疗法

在内括约肌或黏膜下注射自体脂肪、硅胶、炭末等能增强肛门内括约肌的收缩力。注射后半年内疗效明显，疗效可以维持长达 1~2 年，具有创伤小，操作简便的优点。骶管注射纳洛酮，兴奋排便中枢及骶神经，增加最大收缩压，恢复自主排便，主要针对神经源性大便失禁。

6. 生物反馈疗法

其目的是增强肛门括约肌收缩力、提高直肠感觉阈值、纠正排便时肛门括约肌和盆底肌的不协调运动。目前主要有 3 种训练方法，即力量训练、感觉训练和协调训练。根据患者的病理生理学机制，可单独或联合应用。为括约肌松弛和（或）直肠感觉受损患者的首选疗法，经过门诊专业医师指导后，患者自行在家治疗，治疗后最大收缩压升高，生活质量和困窘心理改善明显。生物反馈辅助盆底肌训练治疗儿童肌源性大便失禁疗效较好。生物反馈训练可修复损伤的盆底肌肉和神经，从而降低直肠感觉阈值，以增强肛门外括约肌力量和弹性进一步改善控便功能。生物反馈治疗可缓解患者的临床症状、增强肛门括约肌收缩力、提高直肠感觉阈值，有效率可达 70%。

7. 射频疗法

射频治疗对肛周 4 个象限每个行 60s 射频处理，内括约肌缺陷者适宜，旨在通过射频波加热肌肉胶原纤维，拉紧括约肌，使其产生与完整括约肌相当的压力。射频治疗并发症少，中短期疗效较好，但长期效果欠佳。

五、手术治疗

1. 肛门修补术

包括肛门括约肌前修补术和后修补术，适用于重度临床症状括约肌明显损伤患者。括约肌两端充分松解及肛直环完整的情况下，修补术及重叠术疗效相当。括约肌后修补术主要原理是减少肛直角的钝性，故对括约肌无力而没有器质性缺损的患者有效，而对神经源性或肌源性大便失禁作用有限。

2. 肌肉转位术

主要包括臀大肌移位术和股薄肌转位术。臀大肌瓣转位肛提肌加强术治疗神经源性大便失禁，主要通过两侧的臀大肌瓣对肛管的上提后拉作用，加强盆底功能，从解剖层面上减少排便次数。股薄肌转位术旨在形成新的括约肌，由于随意控制性差且长期维持肌肉的收缩性弱，故近年设计出了动力性股薄肌转位术（附加电子刺激），成功率较高，但易发生感染等并发症。

3. 人造肠括约肌治疗

括约肌严重损伤的重度患者，通过隧道将人工肠括约肌放置在原来的括约肌周围并持续维持一定的压力，植入成功者生活质量明显提高，但复发率较高、风险较大，费用高。

4. 骶神经刺激术

在无菌条件下经骶孔插入电极，电刺激骶 3 神经根，诱发肛提肌和肛门外括约肌收缩，激活运动神经和提高肌肉张力，提高肛门静息压，治疗有效率可以达到 80%。

5. 肠造口术

也称粪便转流术它适用于所有对其他治疗无效或不适合的患者。对脊髓损伤和长期卧床的患者尤为适宜，但要注意造口护理，防治造口并发症。

第四节　肛门失禁的手术方式

目前对肛门失禁治疗的外科手术治疗，包括肌肉转移术、人工肛门括约肌置入、骶神经刺激等方法。

一、肛门括约肌修补术

目前普遍认为，肛门括约肌成形术是治疗肛门括约肌损伤所引起肛门失禁的首选治疗方案。包括术前肠道准备和括约肌功能判断及定位。良好的肠道准备可保证手术的顺利进行，减少术后伤口感染等并发症。肌电图和直肠内超声、MRI可明确外括约肌缺损部位和范围。持续硬膜外麻醉或全麻，根据肛门括约肌缺损部位，可以取左侧或右侧卧位，膀胱截石位或折刀位。

（一）手术要点

（1）在事先确定的肛门括约肌缺损部，向肛周组织注入 1 : 20 万肾上腺素生理盐水溶液。行肛旁弧形切口，切开 1/2 肛周皮肤和皮下组织。切除瘢痕组织暴露坐骨直肠窝脂肪，寻找肛门括约肌断端，保留附着于肛门括约肌断端的瘢痕组织。

（2）锐性分离肛管皮肤，用 2-0 可吸收缝线间断或连续缝合肛管皮肤，缝合要确实，以防肛瘘。

（3）锐性游离肛门括约肌断端，交叉试拉肛门括约肌的活动度及松紧度，用非吸收缝线将肛门括约肌断端重叠缝合，重建肛门括约肌。

（4）切口可敞开换药，也可间断缝合皮下组织和皮肤后放置引流管。

（5）修补的同时可做预防性结肠造口，如患者拒绝结肠造口，应术后限制饮食 10 天，伤口引流务必通畅，每天换药，排便后坐浴，保持局部清洁。

（二）手术效果

文献报道了肛门括约肌修补术的效果，约 2/3 的肛门失禁患者可从肛门括约肌修补术中获益。因此，肛门括约肌修补术对肛门失禁的患者被认为是可接受的标准手术。最近一些研究表明，肛门括约肌修补术的长期疗效不理想，部分病人复发肛门完全失禁。肛门括约肌修补术后远期功能衰退的原因仍不确定，有研究认为远期预后与阴部神经的功能相关，测定阴部神经运动元的潜伏期可以预测和评估阴部神经的功能。

二、肛门后盆底修补术

肛门后盆底修补术适用于非特异性肛门失禁症及直肠脱垂固定术后仍有失禁的患者。手术前准备同肛门括约肌修补术。采用腰麻或硬膜外麻醉，折刀位。

（一）手术要点

（1）在肛门后方皮下组织内注入 1 : 20 万肾上腺素生理盐水溶液。距后正中肛缘 4~5cm 处，向肛门两侧做倒 "V" 字形皮肤切口。

（2）将皮瓣向前方牵引，锐性分离皮下组织，显露和确认肛门内、外括约肌间沟。有时肛门括约肌已萎缩，肉眼识别外括约肌与内括约肌有困难，可采用电刀刺激的方法，由于肛门外括约肌是横纹肌，电刀刺激后会强力收缩，故据此可和肛门内括约肌区别。

（3）将内、外括约肌间沟分离后，将内括约肌和肛管牵向前方，向上分离到耻骨直肠肌及肛提肌上缘，暴露直肠后壁及两侧约 2/3 周的肠壁。这个部位的直肠壁较薄，注意不要造成穿孔。

（4）依次将两侧肛提肌、耻骨直肠肌及肛门外括约肌用非吸收缝线间断缩缝 4~5 针。线不宜太细，打结时亦不宜过度收紧，以免损伤已萎缩的肛门外括约肌。缩缝后，特别是耻骨直肠肌的缩短，使肛管直肠角前移，恢复正常角度。

（5）创面用稀释碘伏洗净后，皮下置细引流管，缝合皮肤。

（二）手术效果

该手术对因神经异常致盆底肌和肛门外括约肌松弛的肛门失禁者是最常用的手术方式。文献报道术后完全恢复控便能力及有进步的总数在 80% 以上，10%~20% 的患者无改善。对于这些效果不好的病例，可以考虑其他的手术方法，包括股薄肌转位肛门括约肌成形术和臀大肌转位肛门括约肌形成术等，这些技术仍处在探索阶段，可能有良好的发展前景。以前一直认为肛管后方修补术的成功是由于重建了肛管直肠角，最近的研究表明，它与肛门括约肌张力的提高及肛管感受性的增强有关。

三、肌肉转位术

肌肉转位术包括臀大肌转位术和股薄肌转位术两大类，适用于：①肛门括约肌完全破坏、先天性肛门括约肌缺如，不适用括约肌修补术或屡次修补失败者；②因肛管、直肠肿瘤切除肛门括约肌者。

持续硬膜外麻醉或全身麻醉。股薄肌移转位术先取仰卧位，后改截石位。臀大肌转位术先取左侧或右侧卧位，后改截石位或直接取折刀位。

（一）臀大肌转位术要点

（1）做两对对称性切口，一对起自骶骨中部至坐骨结节向下呈轻度弧线形，另一对在肛管黏膜皮肤结合处的外侧。

（2）将两侧臀大肌的下半部分（宽约5cm）自骶骨连同筋膜一起游离，保护臀下神经及血管。在臀部切口与同侧肛旁切口之间和肛周分别做皮下隧道，宽度以不压榨肌束为度。

（3）两侧肌束围绕肛管，断端予以缝合。

（二）股薄肌转位术要点

（1）取仰卧位或变形截石位（术中不改变体位），在大腿内侧近端沿股薄肌行第一个5~8cm纵向切口，切开筋膜，露出股薄肌，向会阴方向游离至神经血管束处。神经在进入肌肉前分为3支。

（2）在第一个切口远端再做第2个3~4cm纵切口，游离股薄肌远、近端与上切口相通。然后再在胫骨结节处做第3个3~4cm斜切口，暴露股薄肌止点，在骨膜处切断肌腱，通过皮下隧道将股薄肌由会阴部切口牵出，用盐水纱布包裹备用。

（3）改截石位，在肛门前、后正中距肛缘2cm处各行一切口，用长钳绕肛门两侧做皮下隧道使两个切口相通。在对侧耻骨结节处行2~3cm切口，做一皮下隧道与肛门前方切口相通。将股薄肌肌束通过隧道拉至肛门前方切口，通过肛周皮下隧道围绕肛门由耻骨结节切口处牵出。拉紧肌腱，使肛门收紧，将肌腱固定于耻骨结节骨膜上，最后缝合各个切口。

（4）如行股薄肌转位术前患者没有肠造口，应在手术同时做暂时性结肠造口，使粪便转流，不污染会阴道部切口，以确保肛门括约肌成形术的成功。

（三）手术效果

肌肉转位术已取得了一定的临床效果。为了克服肌束远端收缩不良及纤维化的缺点，在股薄肌成形术后，再植入电极，刺激股薄肌，使其处于长期收缩状态。电刺激使其肌纤维由Ⅱ型（疲劳占优势）逐渐变为Ⅰ型（耐疲劳）。利用带血管神经的臀大肌重建肛管括约肌，具有肌力优于股薄肌，容易分离，神经易于寻找，易于将肌束通过皮下隧道向肛门周围转移等优点。尽管这两种肌肉转位术在经过选择的患者可获得良好的临床效果，但外科医生还应该权衡简单的腹壁结肠造口术和肌肉转位术的效果、手术创伤和费用的利弊。

四、电刺激股薄肌转位术

由于单纯股薄肌转位术的远期疗效较差，术后 4 年约 30% 的患者出现肛门不完全失禁，其原因是股薄肌容易疲劳和萎缩。电刺激股薄肌神经术是近年来的新手术，即在行股薄肌转位括约肌成形术的同时，找出支配股薄肌的神经主干，将电极片用 4-0 不吸收缝线固定在神经束上，神经刺激器置于第 5 肋下方的皮下，神经刺激器与电极片的电源导线通过胸腹的皮下隧道相连接，术后用体外磁控开关有节奏地打开刺激器，发出低频电脉冲，长期电刺激使得股薄肌肌纤维由Ⅱ型肌纤维转变为Ⅰ型肌纤维，肌肉抗疲劳性增加，防止肌肉萎缩，以增强远期疗效。适用于神经性肛门失禁、肛管直肠发育不全以及早期直肠癌患者行腹会阴联合切除需原位肛门重建者。

（一）手术前准备

①向患者讲清手术的性质及失败的可能性，并讲解刺激器及磁控开关的用法，让患者有足够的思想准备；②选择电极放置部位，电极刺激器开关埋于肋骨下缘的皮下，女性患者注意不要与胸罩摩擦，位置选定后做标记。肛门切除需原位重建肛门者，造口位置也应在术前选定好，并做好标记；③肠道准备同直肠癌手术。

（二）麻醉与体位

全麻或持续硬膜外麻醉。体位采用加有 Allen 脚蹬的 Lioyd Davis 体位。消毒范围包括会阴、腹股沟及大腿。如造口在右腹部者，选用左侧股薄肌，股薄肌是大腿内侧最表浅的肌肉，起于耻骨联合和耻骨，向下经过股骨内上髁后下方止于股骨内侧。该肌近端宽，远端扁平。该体位使患者会阴部悬吊，离开手术床。尾骶部用枕头垫好，肩部亦应垫好，防止患者移动。该体位的优点是术中不变换体位，否则先采用仰卧位，待大腿的股薄肌取好后，再改为膀胱截石位行会阴部手术。

（三）手术步骤

（1）采用后一种体位者，即先仰卧位，供肌的下肢稍内收及稍弯曲膝关节，摸清股薄肌的位置，在大腿内侧中下段 1/3 处做 3～4cm 长的纵切口（第一切口），显露呈带状的股薄肌远端，向上下游离该肌。在膝内上方做 4cm 长的斜切口（第二切口），找到股薄肌的止点，在止点处将该肌切断，并保持肌腱末端的完整，以备后用。在两切口之间用长弯血管钳做一隧道，将该肌的断端从大腿切口拉出。然后在大腿内上方做 6cm 长的纵切口（第三切口），并游离股薄肌。向上游离至支配该肌的神经血管束时，注意保护勿损伤该神经血管束。血管蒂通常在股薄肌的中上 1/3 交界处进入该肌。仔细分离血管蒂及周围组织，血管蒂的上方可找到支配股薄肌的神经末梢支，支配股薄肌的主干在血管蒂近端约 3cm，内收长、短肌之间进入该肌，用 0.5 伏的电极刺激神经可引起肌肉收缩。清理神经连于内收短肌方面的组织，但神经的下面不要分离。在支配内收短肌神经支的远端与股薄肌神经形成末梢支之前为电极片放置点。用 4-0 号丝线缝合固定，缝时不要损伤神经，缝好后用磁控开关打开刺激器试验，以确保电极放在神经主干上。

（2）股薄肌游离完毕并安装好电极片后，在肛门前后 2.0cm 各做一切口，在距肛门两侧约 3cm 做环绕肛门的皮下隧道。然后将股薄肌绕肛门一周，并将其肌腱固定在耻骨结节上。

（3）在腹股沟韧带中点上方约 5cm 处做一个约 2cm 的切口。用长血管钳在皮下做一隧道与大腿上端切口沟通，然后用止血钳夹住与电极片相连的导线头部，轻轻地从腹股沟韧带上方的切口牵出。

（4）在锁骨中线第 5 肋下缘做一个 5cm 弧形切口，切口要深至足以埋下刺激器。从腹股沟韧带上方的切口用长套管针在皮下做隧道，从上部切口穿出，拔除套管针，通过套管针将导线从隧道穿至上腹部切口，以备与刺激器相连。

（5）导线连接部分要经过硅胶护套穿出，为确保护套能准确封闭，在护套嵌入前，拧紧刺激器连接部位的 4 个螺丝，并用无菌生理盐水润滑刺激锥状入口。然后松开连接部的 4 个螺丝，导线连接头从锥状入口插入刺激器的连接部（注意导线连接接头充分插入刺激器的连接部分非常重要）并用特制的小轮压紧，最后将护套套在刺激器上。

（6）刺激器放置在锁骨中线第 5 肋间的组织中，环氧树脂面朝上，多余的导线放在植入体的后面，注意不要打结、皱褶。缝合该处皮下组织和皮肤。

（7）缝合下肢远端两个皮肤切口及腹部皮肤切口后，患者改截石位。距肛门 2cm 的前、后正中线处各做 3cm 的横切口。用长弯血管钳在肛门两侧潜行分离做两个隧道，将股薄肌从大腿根部切口牵出，将股薄肌通过隧道拉至肛门前方切口，围绕肛门一侧到肛门后方，再绕过对侧隧道到肛门前方，在对侧的坐骨结节处切口牵出。股薄肌围绕肛门一周，拉紧肌腱，紧缩肛门，将肌腱缝合固定于坐骨结节的骨膜上，最后缝合切口。注意固定肌腱时肛门应能通过一食指。手术后通过体外磁控开关来控制刺激器的开关，经常保持对股薄肌一定频率及强度的刺激，防止股薄肌萎缩。缝合所有皮肤切口。

（四）手术要点

（1）术中游离股薄肌时，切勿损伤股薄肌近端的主要神经血管束，这是保证股薄肌成活及手术成功的重要环节。

（2）安置刺激器的电极片时，一定要放在支配股薄肌神经的主干上，而不能放在该神经的分支上，以保证术后整块股薄肌都受到电刺激，防止肌肉萎缩。

（3）刺激器的连接点与导线连接头一定要连接妥当，并将螺丝拧紧，套好硅胶护套。硅胶护套一定要用特制的齿轮压紧，使护套能有效地起到保护作用，防止刺激器植入体受损。

（4）术中应调整好刺激器植入体的波幅、频率及开启时间和断开时间。

（五）手术后处理

（1）患者在3天内两腿并拢卧床休息，3天后鼓励活动。如果所有切口均愈合，10天后开始长期电刺激。刺激器设置和训练方法见表2-1。

表2-1　刺激器设置和训练方法表

时间（周）	1~2	3~4	5~6	7~8	>8
波幅	210	210	210	210	210
频率（Hz）	12	12	12	12	12
开启时间（S）	2	2	2	2	2
断开时间（S）	6	4	2	1	1

（2）如已行肠造口者，术后两天造口袋内有气体后即可进流质。如未行肠造口，术后应用深静脉高营养5~7天，然后进流质饮食。预防应用抗生素。

（3）术后大便不成形，次数多者，应用收敛止泻剂。

（六）治疗效果

带蒂股薄肌转位电刺激股薄肌神经术是近年来开展的一种新式手术。电股刺激薄肌转位术成功率为78%，但术后有约74%的患者出现并发症，其中感染是最严重的并发症，发生率约37%，经常引起手术失败；其次是疼痛，发生率为28%。感染发生率与手术范围和外科医师经验有关。但由于此类手术开展不多，时间也不长，刺激器能工作多少年等问题还有待临床进一步验证，并且该仪器昂贵，目前应用不多。

五、人造肠括约肌

人造肛门括约肌是通过隧道将人工括约肌放置在原来的括约肌周围，这种装置持续维持一定的压力。患者需要排便时，通过位于阴囊或阴唇手动泵进行复位。目前流行的装置均为原用于小便失禁的装置的改进型。适应证包括：①先天畸形：高位肛门直肠闭锁；②各种神经源性肛门失禁；③各种重症肛门失禁，肛门括约肌缺如超过半周的创伤性肛门失禁、产伤性肛门失禁、医源性肛门失禁；④直肠癌 Miles 术后会阴原位造口；⑤各种肛门括约肌修补术、肛门成形术失败，需行永久性结肠造口者。

（一）手术前准备

①让患者及家属了解手术的性质、人工肛门括约肌的构造和使用方法。人工肛门括约肌主要包括括约带、控制泵、调压囊三个部分。括约带环绕肛管周围，控制泵放置在阴囊或大阴唇皮下，调压囊放置在膀胱前间隙。整个装置充满液体。正常情况下，调压囊将液体压入括约带，使肛门闭合。排便时，反复按压控制泵数次，液体自括约带回流到调压囊内，肛门开放。排便结束后数分钟，液体自调压囊自动压入括约带，肛门重新闭合；②肠道准备；③预防性应用抗生素；④慢性腹泻患者应行结肠造口转流粪便。

（二）手术步骤

（1）人造肠括约肌配件：为可植入性弹性硅胶假体，主要由 3 个配件组成：括约带、控制泵、调压囊。配件准备：①将配件浸入专用填充液中。用无损伤针头将括约带填满后再抽空，从而排出空气；②将控制泵连接导管的两端均浸入填充液，反复轻轻挤压控制泵使空气完全排出；③用 40ml 左右的填充液使调压囊充满，并排出空气。

（2）植入括约带：①全麻，截石位。距肛缘 2～3cm，在肛门前方做一个弧形切口或在肛门两侧做垂直切口，切口长 3～5cm。围绕肛门做皮下隧道；②选用合适的括约带：括约带宽度有 2.0cm、2.9cm、3.4cm 三种型号，长度有 9～14cm 六种型号。标准是：宽度等于分离的肛管长度，长度等于肛管周围皮下隧道的周长。用专用的括约带量尺测量，同时行直肠指诊协助判断；③放置括约带：利用量尺作引导，将括约带围绕于肛管周围，并扣好括约带，将括约带两端边缘用专用无损伤针线间断缝合数针。

（3）植入调压囊：①选用合适的调压囊：调压囊有 80~120cmH20 压力四种型号。根据括约带大小、患者排便情况进行选择。括约带大、经常排稀液便患者，应选用压力较大的调压囊；②放置调压囊：耻骨上横切口，长 3~5cm，分开腹直肌，钝性分离，将调压囊放入耻骨后，膀胱前方的陷窝内，注水 55ml 充盈调压囊；③验证系统：调压囊与括约带通过导管相接，60s 后括约带充盈增压，术者可通过直肠指诊或肛管测压方法检查肛管压力，从而判断能否理想地控制排便。如果肛管过紧或过松，则需要更换合格的括约带或调压囊。检验结束后，夹闭导管使括约带保持充盈，抽出调压囊内的液体，再注入 40ml 填充液后，夹闭导管。

（4）植入控制泵：通过耻骨上切口向阴囊或大阴唇钝性分离，形成一个间隙。将控制泵放入间隙内，注意使控制钮向前，使用时容易操作。应用专用接头将各个导管连接，按压控制泵上的关闭按钮，使括约带松弛，人造肠括约肌系统暂时不起作用。仔细止血，按层次用可吸收缝线仔细缝合切口。一般不放置引流。

（三）手术要点

（1）肛门前方的弧形切口可有效减少切口张力。肛门两侧垂直切口便于操作，但缝合时张力较大。切口应尽量避开瘢痕组织，如果切口张力大，可局部转移带蒂皮瓣减少张力。可能压迫括约带的瘢痕必须切除，创面也可用带蒂皮瓣填充。

（2）选择括约带的型号相当重要，手术中要经常进行直肠指诊检查肛管压力，要求括约带排空时肛管可完全张开，括约带充盈时肛管可完全闭合。

（3）括约带最佳位置为肛管直肠交界处，不宜过浅。

（4）控制泵可根据患者情况选择植入左侧或右侧。植入左侧时应逆时针放置括约带，植入右侧时应顺时针放置括约带。

（5）整个系统均用专用填充液注满，必须排空气泡。必须应用等张、等渗的液体填充。专用填充液 X 线透视可显影，生理盐水则不能通过透视观察人造肠括约肌的情况。

（6）避免用普通血管钳夹压人造肠括约肌假体的任何配件，否则可能造成破坏。

（四）手术后处理

（1）术后 24h 内控制泵周围冷敷和压迫，避免血肿。

（2）术后 48h 内静脉应用抗生素。

（3）未行结肠造口患者禁食 3 天，可应用减少肠蠕动药物。

（4）会阴伤口经常换药，保持干燥，肛门周围避免压迫。

（5）定期随访，3~6 周后进行随访和肛管直肠功能检查，6~8 周开始教会患者如何使用人造肠括约肌。

（6）规律排便后，夜间可关闭人造肠括约肌。

（7）结肠造口患者术后 3 个月左右可行造口关闭术，造口期间应暂时关闭人造肠括约肌。

（8）如果人造肠括约肌系统内液体减少，可自皮下用无损伤针穿刺加液。控制泵下方有加液孔。

（五）手术效果

人造肠括约肌植入术是近几年治疗严重肛门失禁的一种新手段，手术时间一般为 60~120min。对多数患者有不错的疗效，生活质量都有一定的提高。国内对此手术的开展才刚刚起步，故手术经验积累及远期疗效的观察还远远不够，但该手术简便、安全，而且效果较好，对于重症复杂病例，其效果优于其他方法，值得推广应用。但由于系异物植入，故感染率较高，而且费用昂贵，并有机械故障的报道。但随着手术病例增多，以及手术技能的提高和熟练操作，各种并发症发生率的逐步下降，将会进一步提高治疗效果。

六、骶神经刺激术

骶神经刺激用来治疗肛门失禁来源于排尿障碍治疗，与其他手术相比较，具有操作简单，创伤小，并发症较少等优点。Matzel 等在 1995 年首次报道该项技术治疗 3 例肛门失禁的病人。然后在欧洲和澳洲得到推广，最近美国 FDA 也批准该方法作为治疗肛门失禁的方法。

局麻或静脉麻醉，在 X 线荧光屏监视下操作，从第三骶孔插入电极，然后通过电脉冲测定病人运动和感觉反应。成功的感觉反应包括会阴、阴囊、直肠或盆腔的击打感或紧绷感。证实位置放置妥当后，可以先安置临时性电脉冲发生器，2 周后重新评估 Wexner 分级和肛门控便功能。

研究发现低神经刺激，患者的肛门在静止和收缩期的压力提高，提高了直肠的敏感性，短期和长期进行骶神经刺激都有显著的治疗作用，并且患者的生活质量评定也有提高。骶神经刺激的作用机制仍然不明确，可能是通过刺激提高神经传入、传出的敏感性、调节神经的反射，并加强这些作用的联系。

七、小结

对有肛门失禁的患者，现在有多种外科治疗手段。各种肌肉转位术因并发症较多，现在很少使用。一些新技术，如人造肠括约肌、注射法、射频治疗、骶神经刺激术等在不断完善之中。尽管新的手术方式和材料在不断出现，但对于终末期的肛门失禁，目前采用最多的治疗方法还是肠造口术。

第三章　炎症性肠病

第一节　溃疡性结肠炎的发病机制

一、概述

溃疡性结肠炎是炎症性肠病的一个主要类型，是一种病因尚不明确的慢性非特异性肠道炎症。病变主要位于结肠的黏膜层和黏膜下层，以形成溃疡和隐窝脓肿为主要特点，多累及直肠和乙状结肠，也可遍及全部结肠。

二、发病机制

溃疡性结肠炎的病因和发病机制目前尚未完全明确，较为明确的是肠道黏膜免疫系统的异常反应所引起的炎症在溃疡性结肠炎发病中起重要作用。目前认为溃疡性结肠炎的发病是由多因素相互作用所导致的，主要包括遗传、环境、感染和免疫等因素。

（一）遗传因素

溃疡性结肠炎在欧洲和北美地区的发病率较高，是亚洲和中东地区发病率的3倍以上。在不同人种中，白人溃疡性结肠炎的发病率较其他人种更高，但近年统计发现这一差异有缩小的趋势，种族差异方面，犹太人罹患溃疡性结肠炎的风险是非犹太人的5~8倍。通过对双胞胎人群的研究发现，单卵双胞胎中溃疡性结肠炎的发病率显著高于双卵双胞胎，说明遗传易感性在溃疡性结肠炎的发病中有着重要作用。

（二）环境因素

临床流行病学资料显示，近几十年来炎症性肠病的发病率在世界范围内有持续升高的趋势。溃疡性结肠炎的发病率在北美、北欧地区最高，并已趋于稳定；而亚洲、南美、非洲等地区的溃疡性结肠炎发病率较低，但近年来其上升趋势明显。有研究表明，亚洲地区炎症性肠病发病率的持续上升与其生活方式的西方化有着密切的联系。这一现象提示环境因素的变化在炎症性肠病的发病中可能发挥着重要作用。

流行病学研究发现自 80 年代以来，随着我国国民生活水平的提高，饮食结构中肉类食品、蛋奶制品的摄入增加，膳食纤维摄入较少，溃疡性结肠炎发病率呈上升的趋势。有研究发现，溃疡性结肠炎患者血清中存在较高的抗牛奶蛋白的抗体，提示与牛奶相关的免疫反应可能与溃疡性结肠炎的发病相关；而硫和硫酸盐的摄入增多可能与溃疡性结肠炎的复发相关。此外，随着经济水平的提升，环境变得越来越清洁，儿童时期肠道免疫系统所接受的外源刺激较弱，可能形成"免疫耐受"的不完善，导致以后肠道免疫反应的自身调节能力发生障碍，从而增加溃疡性结肠炎的发生。

吸烟在炎症性肠病的发病过程中扮演着截然不同的角色，其是克罗恩病发病的危险因素之一，能使克罗恩病患者病情恶化、并发症增多，但在溃疡性结肠炎中却体现出明显的保护性作用。戒烟者的溃疡性结肠炎发病率高出吸烟者约一倍，与不吸烟的溃疡性结肠炎患者相比，吸烟能改善溃疡性结肠炎的进展过程，减少激素的用量和结肠切除的发生率。其作用机制尚未阐明，可能为烟草中的烟碱能够促进结肠黏蛋白的合成，减少促炎因子的产生，松弛肠道平滑肌，降低肠壁对大分子的通透性。

还有研究阐尾切除术后罹患溃疡性结肠炎的风险降低，其机制尚不明确。此外，心理因素在溃疡性结肠炎的发病中可能也发挥一定的作用。

（三）感染因素

微生物感染在炎症性肠病发病机制中的作用一直被大家所重视。大多数学者都认为感染在溃疡性结肠炎的发病机制中起到了一定的作用，因为大多数溃疡性结肠炎都发生在肠道感染之后，且应用抗生素治疗常可获得较好的疗效，而手术行粪便转流能够显著改善溃疡性结肠炎患者结肠炎的症状并防止复发，但至今尚未能断定某一特异微生物病原与炎症性肠病有明确关系。有研究提出副结核分枝杆菌、耶尔森菌及麻疹病毒可能与克罗恩病有关，幽门螺杆菌和志贺菌可能与溃疡性结肠炎有关，但都缺乏有力的证据。

近年来有观点认为炎症性肠病（特别是克罗恩病）是机体针对自身肠道正常共栖菌丛的异常免疫反应引起的。有研究发现用转基因或敲除基因方法造成免疫缺陷的炎症性肠病动物模型，在肠道无菌的环境下不发生肠道炎症，但如重新恢复肠道正常菌丛状态，则出现肠道炎症。另一方面研究证明炎症性肠病患者病变部位针对自身正常细菌抗原的细胞和体液免疫反应增强；手术行粪便转流能防止克罗恩病复发而肠造口还纳后克罗恩病又再复发；抗生素或益生菌制剂治疗对某些炎症性肠病患者有效，提示炎症性肠病可能存在对正常菌丛的"免疫耐受"缺失从而导致发病。

(四) 免疫因素

免疫因素是溃疡性结肠炎发病机制中的研究热点。长久以来人们都认为溃疡性结肠炎是一种自身免疫性疾病，临床上常见溃疡性结肠炎患者除结肠病变外，还伴有结节性红斑、类风湿性脊柱炎、硬化性胆管炎等自身免疫性疾病的其他表现，其结肠黏膜多有大量炎性细胞浸润，细胞免疫和体液免疫被激活，而应用糖类皮质激素或免疫抑制剂对溃疡性结肠炎往往有较好的疗效，这些现象都说明免疫功能的异常在溃疡性结肠炎的发病中发挥着至关重要的作用。

溃疡性结肠炎患者多有严重的肠道黏膜免疫功能紊乱，并常伴有各种与免疫异常相关的肠外并发症。目前研究认为多种免疫因素参与了溃疡性结肠炎的发病，主要包括黏附分子、细胞因子、自身抗体、细胞凋亡等。

黏附分子 (adhesion molecule, AM) 是一类具有多种生物功能的受体型跨膜糖蛋白，能介导细胞黏附、趋化、淋巴细胞归巢等作用，参与炎症和免疫反应。

目前研究发现参与溃疡性结肠炎的 AM 主要有免疫球蛋白超家族（如细胞间黏附分子-1，ICAM-1）、选择素、整合素及克罗恩病等。研究发现活动性溃疡性结肠炎患者的血清中 ICAM-1 增高，且 ICAM-1 在溃疡性结肠炎患者肠黏膜组织中表达增多，并与炎症程度密切相关；在诱导溃疡性结肠炎的动物模型中，敲除小鼠的 CD34 基因以降低其对嗜酸性粒细胞的趋化作用可显著减轻溃疡性结肠炎的严重程度，说明黏附分子介导炎症细胞在肠黏膜内的聚集可能在溃疡性结肠炎的发病中发挥作用。

溃疡性结肠炎是多基因疾病，其发病机制是多方面因素共同作用引起的。遗传易感性是发病的基础，在外部环境致病因素的作用下，引起肠道黏膜的异常免疫应答和炎症反应，最终导致肠上皮和组织细胞持久慢性的损伤。

第二节　溃疡性结肠炎的外科治疗

一、概述

（一）溃疡性结肠炎的定义和特征

溃疡性结肠炎是一种病因不明的直肠和结肠炎性疾病，又称非特异性结肠炎。与欧美相比，本病在我国少见，且病情一般不重，但近年患病率有明显增加的趋势，重症病例也常有报道。

目前病因仍不明显，大多数学者认为是由基因、免疫、环境、感染、吸烟、地域、种族、工业化、高同型半胱氨酸血症等多种因素相互作用所致。主要有细菌、病毒感染学说，基因学说等，也有证据表明该病可能属于自身免疫性疾病，并可能与种族、心理因素、吸烟及饮食有关。

该病是以下腹部隐痛不适，大便次数增多伴黏液便、血便为临床表现，最典型的症状是黏液脓血便。部分患者在病程中可出现中毒性巨结肠、肠穿孔、下消化道出血等并发症。溃疡性结肠炎的病变侵犯范围广，临床症状反复发生，病情反复迁延不愈，且有发生癌变的可能性。溃疡性结肠炎迄今仍是一个只能药物治疗却不能治愈的疾病。在正确方案指导下，在患者的良好配合下，进行较规范化治疗，大多数患者病情可得到缓解，并可享有接近健康人的生活质量。

(二) 溃疡性结肠炎治疗目标的变迁

过去由于病因不明、病情转归不清，传统的治疗目标是诱导缓解并维持治疗，以防止并发症。治疗的着眼点主要是临床症状。近年横断面研究发现，症状治疗使 40%~50% 的溃疡性结肠炎仍然常年持续活动；随病程延长累计癌变的可能性增加；由于慢性炎症活动和各种并发症导致 20% 以上的溃疡性结肠炎采用手术治疗。近年来发现由于治疗的延迟和持续炎症导致不可逆肠黏膜损伤及肠功能减退，此时即使强力的治疗也无济于事，促使人们从分子水平上探讨 IB 向治疗的目标和黏膜结构的修复，追求更为理想的终点。因此，现代治疗的目标是在疾病早期尽快控制发作、不用激素维持缓解、内镜下黏膜愈合、降低住院率与手术率，以提高生活质量。

(三) 溃疡性结肠炎治疗原则回顾

本病为一病程特殊且无特异治疗的疾病。发作期，主要采取对症治疗，以纠正营养不良，提高血容量，改善贫血，抑制并发症，并积极鼓励患者坚持合理治疗的信心。

暴发型和急性发作期病人应卧床休息，密切观察病情变化，退热及腹泻停止后再逐渐恢复活动。病人应饮用富有营养且易于消化的食物。一般患者可进低渣饮食，不必限制种类。病情恶化者应予禁食，以肠外营养支持，如静脉高价营养疗法，以补充蛋白质和热卡，促进全胃肠休息，改善正氮平衡和临床症状。纠正病人贫血时可酌情给予输入全血、血浆和水解蛋白等。病情活动期，特别是出血时，不可口服铁剂，以免加剧腹泻。

2007 年我国炎症性肠病诊治规范共识意见中，我们提出的治疗原则要旨如下：

1. 治疗前明确溃疡性结肠炎的诊断

认真排除有因可查的结肠炎，疑似病例应密切随访，勿随意使用糖皮质激素。这在目前我国感染性肠病居高不下，药物性、血管性病变增多的情况下，仍有现实意义。

2. 分级、分期、分段治疗的原则

如诊断标准所示，分级指按疾病的严重度分为轻、中、重度；分期指疾病的活动期和缓解期；分段指确定病变范围以便选择不同的方案、药物和给药途径。这在各国指南中仍然十分强调。

3. 参考病程和过去治疗情况选择治疗药物、方案和疗程

对慢性顽固性病变应更多考虑强有力的治疗措施，特别是免疫抑制剂和生物治疗剂。新的治疗指南对药物的抵抗、依赖都有明确界定作为换药的依据。

4. 序贯治疗的原则

尽早控制发作后应长期维持缓解，防止复发和并发症。建议长期维持甚至终生用药，一般不宜少于 3~5 年。随着黏膜愈合作为现在治疗的目标，这一原则显得更为重要。

5. 注意全身情况

不断全面评估病情和预后、确定治疗终点，适时更换治疗措施和选择外科治疗方法。现代治疗目标更高，更需不断评估。

6. 综合性、个体化处理原则

包括营养支持、心理和对症处理。上述治疗原则的要旨是正确诊断、全面评估，采用量身制作的治疗方案和综合性、个体化的治疗措施，及早控制发作，维持缓解。这些原则至今仍有现实意义。

二、溃疡性结肠炎外科治疗变迁

（一）溃疡性结肠炎外科治疗的病理基础

溃疡性结肠炎的病变所累及的范围各病例并不相同，其中以乙状结肠和直肠多见。也可累及升结肠或其他部位，严重时可累及整个结肠。少数病变可波及末段回肠，病变回肠大都局限在距回盲瓣 10cm 的范围之内。溃疡性结肠炎的病变多局限在黏膜层或黏膜下层，肌层基本不受累。表现为黏膜充血水肿、糜烂和表浅小溃疡。在溃疡性结肠炎的活动期，肠隐窝内可见大量成团的中性粒细胞浸润，混有黏液和细菌，并形成腺窝脓肿或黏膜下小脓肿，这是本病的组织学特征。脓肿溃破后可形成多个粟粒样溃疡，或融合成形状不规则的大溃疡。病变严重者，由于黏膜下层的广泛病变可使大片黏膜脱落。此外，在有溃疡的同时，也会有增生性（假性）息肉的形成。慢性病变可致肠壁肌层略增厚，结肠袋消失，很少引起肠腔狭窄。极少数暴发性病变可致肠腔明显扩张，全层肠壁变薄，多发溃疡形成和大面积黏膜脱落，病变向深部发展可导致肠穿孔。

溃疡性结肠炎的治疗以药物治疗为主，包括氨基水杨酸、糖皮质激素或免疫抑制剂和生物制剂（英孚利昔）。尽管上述药物对于缓解溃疡性结肠炎临床症状、控制急性期发作有一定作用，但从长期疗效来看，药物治疗无法根治，且药物治疗过程中产生的相关药物副作用亦对患者生活有较大影响。溃疡性结肠炎的靶器官是结肠和直肠，尽管许多患者的病情经药物治疗能得到很好的控制，但仍然有 15% ~ 30% 的溃疡性结肠炎患者需要手术治疗。完全切除所有可能的病变组织在理论上可以治愈溃疡性结肠炎，所以也被认为是可以经过手术治愈的炎性肠病。

（二）溃疡性结肠炎外科治疗影响因素

在我国溃疡性结肠炎的手术率长期徘徊在 5% 左右，其中多数是急诊手术，择期手术的比例更低。外科干预的滞后，严重影响了相当部分患者的预后，使得本该通过手术得到治愈的患者一直挣扎在疾病折磨的痛苦之中。其主要影响因素包括两个方面：①患者因素：即患者对非手术治疗的依赖，仍然在思想上占主导地位；还有对外科手术的畏惧和担忧，使许多患者尤其是年轻人不能接受；加之手术费用高等降低了患者选择外科治疗的意愿。其实，对于顽固性溃疡性结肠炎以及重度溃疡性结肠炎来说，疾病本身带来的合并症及危险度远远大于外科手术的风险；②医者因素：冗长的内科非手术治疗，可以导致结直肠出现结构性损伤，并且致癌的风险也升高。在我国传统观念认为溃疡性结肠炎是以内科医师治疗为主的疾病，直到患者的病情危重，如出现肠道大出血、中毒性巨结肠、肠穿孔等情况时才想到外科干预。但这时的患者一般情况已经很差，手术风险极大，术后容易发生很多与手术相关的并发症，而且一般需要多次手术才能达到最终的治愈，术后死亡率为27%～57%。

（三）溃疡性结肠炎外科治疗理念转变

近年来，溃疡性结肠炎的治疗在观念上发生了根本性改变，在病变早期积极选择外科治疗，已经取得了良好效果，病人的生活质量有了明显的提高，治疗费用也相应降低，术后多数病人恢复了正常的工作和生活。

1. 注意把握内科治疗的限度

大多数溃疡性结肠炎的治疗以药物治疗为主，也有许多可供选择的药物。但事实上，药物治疗溃疡性结肠炎存在许多误区。以最常用的激素来说，国外的观点认为，足量激素使用时间10天以上并不能增加溃疡性结肠炎的缓解率；但国内激素抵抗者平均静脉使用激素的时间为9～25天，明显长于国外使用时间。此外，有研究表明，免疫抑制剂如环孢素（CSA）、硫唑嘌呤（AZA）等药物可降低溃疡性结肠炎的复发率，但仍有50%～80%的患者需要继续接受手术治疗。目前，国外溃疡性结肠炎患者的手术率约为30%，国内仅为5%。

2. 强调多学科协作治疗溃疡性结肠炎

广大学者目前已达成共识，即溃疡性结肠炎的治疗应以合理、规范、综合和个体化为指导原则。综合治疗不是将各种方法简单地叠加，而是每个治疗方案因人而异，经过多学科充分的讨论协商后决定。

（四）溃疡性结肠炎的外科治疗

1. 外科治疗的基本手术方式

目前较规范的能彻底治愈的常见术式有以下 6 种：①乙状结肠直肠切除、结肠肛管吻合；②全结肠直肠切除、回肠造口；③全结肠直肠切除、回肠贮袋造口（Kock 造口）；④全结肠切除、回直肠吻合；⑤全结肠直肠切除、回肠肛管吻合（IAA）；⑥全结肠直肠切除、回肠贮袋肛管吻合（IPAA）。手术方式的选择应根据患者的年龄、病变部位及有无癌变等来进行。

2. 基本术式特点及适应证

（1）乙状结肠直肠切除、结肠肛管吻合术：适用于病变局限于结肠远端和直肠的溃疡性结肠炎患者。手术时，切除病变的乙状结肠、直肠或直肠黏膜，然后将降结肠或横结肠与肛管吻合。术后易复发，不能彻底治疗，故该术式很少被采用。

（2）全结肠直肠切除、回肠造口术：全结肠直肠切除永久性回肠造口术，不但彻底切除了病变可能复发的部位，也切除了癌变的危险，因而成为治疗溃疡性结肠炎手术的金标准及衡量其他手术的基础。该术式可用于病变范围广、累及全大肠者，或年龄大、肛门括约肌功能不全、长期服用激素、营养状况极差、病情严重，特别是伴有直肠癌者。其优点是无残留直肠病变复发及癌变危险，达到彻底治疗的目的；缺点是永久性腹壁回肠造口排便不能自控，给患者带来生活上的不便及精神负担，目前已被保肛术式所取代。

（3）全结肠直肠切除、回肠贮袋造口术：外置造口袋给患者带来生活及社交不便，故医生们纷纷改良，最著名的是 Kock 在 1972 年设计的可控制式造口，即制作贮袋的同时在贮袋远侧回肠段再制作一个可控制式乳头状活瓣，定期插管开放排泄肠液。

（4）全结肠切除、回直肠吻合术：由于造口降低了患者的生活质量，故探索既全部切除病变达到治疗效果又可保留肠道节制性和完整性的手术方式成为外科医生不断努力的方向。

（5）全结肠直肠切除、回肠肛管吻合（IAA 术）：该手术的优点是切除了所有患病的黏膜，防止直肠病变复发和癌变，保留对膀胱和生殖器的副交感神经支配，同时又避免了永久性回肠造口，保留了肛管括约肌环对大便的控制作用。IAA 是目前治疗溃疡性结肠炎较理想的手术，但也存在一些具体问题需进一步完善，其最大的缺点是腹泻难以控制。随着全结肠直肠切除（IPAA）术的应用，该术式已较少采用。

（6）全结肠直肠切除、回肠贮袋肛管吻合（IPAA 术）：该术式是对 IAA 术式的改进型，其主要步骤是全结肠切除，直肠黏膜剥脱或切除，保留肛门括约肌，回肠末段改造成贮袋重建直肠，并行直肠肌鞘内回肠贮袋肛管吻合术。

经过不断地发展改进，从最初的全结肠直肠切除、肛管直肠黏膜切除、手工缝合 IPAA 以及转流性保护造口，到目前使用吻合器的 IPAA 且不常规做保护性造口，该术式已成为治疗溃疡性结肠炎的标准术式，为越来越多的医生和患者所接受。由于贮袋的制作技术要求较高，因此需有一定经验的医生来完成。

IPAA 手术多应用于 60 岁以下、直肠无癌变、体质尚好和肛门括约肌功能良好的患者。对老年患者行 IPAA 手术，要考虑患者存在的合并症，以及患者的精神状态和肛门括约肌功能。对于一般情况差的虚弱患者、贮袋手术失败的患者或长期使用免疫抑制剂的患者，为减少并发症，选择全大肠切除回肠造口术仍不失为一种理想的手术方式。

回肠贮袋固然提高了患者的生活质量，但其并发症多于回肠造口术。主要并发症有贮袋炎、腹腔盆腔脓肿、贮袋瘘、在贮袋狭窄、吻合口裂开、复发、癌变等。除了贮袋炎外，其他并发症比较少见。鉴于 IPAA 的术后并发症，西方国家部分术者依旧选择回肠造口术。IPAA 是近年来国内外手术治疗溃疡性结肠炎大为推荐的方法，但对儿童患者要慎重选用。

对于是否采用预防性转流回肠造口是目前争论的焦点。大多数溃疡性结肠炎患者都存在营养不良、低蛋白血症以及长期应用皮质激素的问题，因此愈合和抗感染能力较低，极易发生愈合不良，造成贮袋瘘、吻合口瘘、盆腔脓肿等并发症。预防性回肠造口带来的并发症甚微，但它对手术成功的作用不可低估，因此采用转流性回肠造口是很必要的，这也是目前大多数医生的观点。

20 世纪以来，对溃疡性结肠炎的治疗从灌洗到回肠贮袋肛门吻合术，手术方法不断改进。随着科技进步，人们将对溃疡性结肠炎的病因以及预防有更深的认识，手术方法将会日臻完善。

三、溃疡性结肠炎外科治疗现状

（一）溃疡性结肠炎外科治疗时机

目前，溃疡性结肠炎患者的手术率超过 30%，手术时机的选择与患者治疗效果和安全密切相关。

在传统观念上，溃疡性结肠炎患者在出现大出血、肠穿孔、中毒性巨结肠、癌变或可疑癌变时进行手术，这是溃疡性结肠炎患者的绝对手术指征。但这类患者往往是在内科治疗失败、出现危及生命的并发症时进行的急诊手术，这种急诊手术并发症率高，死亡率也高。究其原因：①疾病活动导致患者肠道及全身处于炎症激活状态，使得肠道及身体其他组织水肿、血管通透性改变、机体蛋白合成异常。此时手术不论是吻合口和腹腔的局部并发症还是败血症、休克等全身并发症的发生率均显著增加；②溃疡性结肠炎患者肠道症状长期影响消化吸收，且腹泻、发热等导致消耗增加，致使溃疡性结肠炎患者出现营养不良，急诊手术无法在术前改善营养状态，这不仅妨碍创口愈合，增加切口感染、裂开、疝和吻合口瘘的发生率，而且由于免疫功能下降和骨骼肌减少，术后患者卧床时间延长，咳痰无力，导致肺部感染的可能性明显增加；③不当使用糖皮质激素、免疫制剂、英夫利西单抗等。糖皮质激素影响蛋白合成，免疫制剂、英夫利西单抗影响切口愈合，这些药物的使用应与手术有一定间隔，而内科治疗失败后的急诊手术往往与药物治疗间隔时间短甚至正处在药物疗程当中，使得一些并发症的出现难以避免。

为此，选择更加合适的手术时机极为重要：对溃疡性结肠炎有治疗经验的胃肠外科医生应该尽早参与到患者的综合治疗中来，及时与内科医生和患者进行有效的沟通，共同参与治疗方案的制定，尽早发现需要手术的患者；在溃疡性结肠炎的治疗过程中要积极干预合并的感染、营养不良、内环境紊乱等异常，这不仅关系到内科治疗的效果，在需要手术时，还可减少不良结局的发生；对于病变广泛、活动期以及急性重度溃疡性结肠炎等情况，要及时发现内科治疗效果不佳或药物依赖的患者，盲目延长药物治疗的时间不仅无助于病情缓解、贻误手术时机，而且糖皮质激素等药物本身对手术结局也有不良影响，对于药物治疗效果不佳或药物依赖的患者，外科医生要勇于承担、积极手术，围手术期注意采取必要的综合治疗措施，保障患者安全。

总体上讲，对于已经发生大出血、肠穿孔等危及生命并发症的患者要及时急诊手术；对于中毒性巨结肠、急性重度溃疡性结肠炎、活动期药物治疗无效等情况，要及时发现对药物治疗反应差的患者，短期纠正内环境紊乱等情况后积极手术；对于病变较广泛尤其合并药物依赖、易复发等，以及合并癌变和可疑癌变的患者，应该选择病情较稳定的时机，通过营养支持等过渡治疗和充分准备后进行手术。

（二）腹腔镜在溃疡性结肠炎外科治疗中的应用

随着腹腔镜技术的不断发展以及广泛应用，外科医生大都更倾向于应用微创术式，应用电子镜像替代肉眼直视，用细长器械替代手术刀，力求以最小的切口路径和最少的组织损伤，完成对体内病灶的观察及诊治。

在溃疡性结肠炎的外科治疗中，腹腔镜的应用具有损伤小、恢复快、患者生理和心理痛苦少的优点。

（三）溃疡性结肠炎的围手术期处理

1. 术前准备

溃疡性结肠炎病人术前一般都有相当程度的贫血和营养不良，术前努力改善内环境的状态是手术成功与否的关键。纠正贫血、营养不良和水电解质紊乱，最大限度调整、减少激素和免疫抑制剂等内科药物的使用，恰当的肠道术前准备、人工肛门造口必要的心理指导，以及造口部位的设计等都十分重要。大多数择期手术的患者，术前行静脉营养及针对性地加强全身抗菌药物的使用，有利于术后恢复和预防感染发生。

2. 术中管理

对于重症溃疡性结肠炎而言，手术风险较大，这就要求在提高外科技术水平的同时，做好患者的医疗护理工作。首先做到基础护理，室内通风，清洁护理，预防院内感染；其次，加强患者心理支持，保持乐观情绪，增强依从性；再次，给予饮食指导，营养均衡，增强体质，预防术后并发症的发生；最后，加强对止痛措施的重视，疼痛不仅引起应激反应，使消化功能障碍，还可以引起使免疫功能下降，严重的疼痛不利于患者器官功能的恢复，导致感染增加术后并发症的发生率。

3. 术后处理

溃疡性结肠炎与一般消化道外科手术后的管理无特殊不同，对采用回肠造口的病人，应于术后立即选用适当的造口袋配用。造口袋应透明，便于观察造口黏膜的血运以及排泄液的颜色，排泄的总量。必要时可考虑使用止泻剂来减少排出的肠液量。回肠造口还应高度重视造口周围皮肤炎症。由于造口器材的进步和治疗皮肤炎药物的问世，较好地解决了回肠造口所致的皮肤炎问题。

4. 减少术后并发症

溃疡性结肠炎患者的预后与术后并发症紧密关联，严重的并发症可致患者死亡。如 IPAA 术后的常见并发症。

术后近期并发症主要有盆腔感染、贮袋出血、贮袋吻合口瘘、贮袋阴道瘘和肠梗阻等。值得注意的是，近年来主张行微创 IPAA 手术，对于术后早期肠梗阻的预防起到关键性的作用，同时也减少了盆腔粘连的情况，降低了女性术后不孕的风险。保护盆腔自主神经、紧贴肠壁进行分离的手法，这使泌尿生殖系统方面的并发症大大降低。术后远期并发症主要包括贮袋炎、贮袋废弃、肛门狭窄和男性性功能障碍等。随着技术创新和围手术期管理水平的提高，并发症中除了贮袋炎，其余并发症的发生率均已大大降低。贮袋炎是一种非特异性炎症，可能由于贮袋内菌群改变与机体的免疫反应引起，主要是厌氧菌感染。常表现为排粪次数增多、里急后重、腹痛、盆腔疼痛和瘘管形成等，在治疗上抗生素仍为一线药物。

近年来溃疡性结肠炎的外科治疗得到了长足进展，新兴的双吻合器 IPAA 技术、手辅助腹腔镜 IPAA 技术，将手的灵敏性与现代医疗器械相结合，开辟了新的思路，使手术步骤更加简化，可直视下观察各层解剖结构，避免了肛门括约肌的损伤，降低了术后并发症的发生率，使现有的腹腔镜技术得到了更好的延伸与拓展，成为溃疡性结肠炎外科治疗的一个发展趋势。另外生物治疗、临床营养支持在外科治疗溃疡性结肠炎的地位已经确立，因此我们应注重多科学合作，加强患者宣教，力争患者的配合支持，尽力做到溃疡性结肠炎的二级预防，重视手术指征的评估，选择合适术式，完善术后护理，做到患者的个性化治疗。我们相信随着科学技术的不断进步以及基因密码的破译，对溃疡性结肠炎会有更加深刻的认识，溃疡性结肠炎的外科治疗方案将会不断完善。

第三节　溃疡性结肠炎手术治疗的适应证

溃疡性结肠炎大约 20%~30% 的患者需要接受外科手术治疗，适时、正确的手术治疗不仅可以治愈溃疡性结肠炎，还能够显著降低并发症与不良预后的发生率。目前，由于我国缺少规范性的溃疡性结肠炎治疗体系和外科诊治指南，在我国传统的疾病谱中，始终将溃疡性结肠炎等炎性肠病列在内科疾病的范畴，手术比例较低。尽管药物对于缓解溃疡性结肠炎临床症状、控制急性期发作有一定的作用，但从长期疗效来看，药物治疗无法达到根治，且药物治疗过程中产生的相关药物副作用亦对患者生活质量有较大影响。一旦患者病情危重，合并中毒性巨结肠、肠穿孔或者癌变时再给予手术治疗，将大大增加围手术期并发症风险与死亡率。

一、手术适应证

根据中华医学会消化病学分会炎症性肠病协作组制订的意见，手术适应证分为绝对指征和相对指征。绝对指征为大出血、穿孔、狭窄、明确的或高度怀疑癌变以及组织学检查重度异型增生或肿块性损害中出现轻中度异型增生。相对指征为重度溃疡性结肠炎伴中毒性巨结肠，静脉用药无效者；内科治疗症状顽固、体能下降、对类固醇皮质激素耐药或依赖者，替代治疗无效者；或溃疡性结肠炎合并坏疽性脓皮病、溶血性贫血等肠外并发症者。禁忌证包括进展期低位直肠癌、肛门括约肌功能障碍及病理学确诊的溃疡性结肠炎。尽管年龄不是绝对禁忌，但肛门括约肌的静息压和收缩压通常随年龄增长而下降，对 60 岁以上的老年女性病例尤其需要加以注意。

（一）穿孔、出血及狭窄

中毒性结肠炎患者如出现穿孔，不管是游离穿孔还是穿孔已被包裹，死亡率均高达 27%~57%，其死亡率亦随非手术治疗时间的延长而增高，药物治疗可能掩盖穿孔的征象。持续性或进行性加重的结肠扩张、结肠壁积气、局部腹膜炎恶化或出现多器官功能衰竭等都可能提示穿孔。同样，局部腹膜炎提示存在局部炎性改变或即将穿孔。无结肠扩张也可发生穿孔，此类患者常缺乏典型腹膜炎体征，出现多器官功能衰竭提示预后不良。溃疡性结肠炎合并有出血，如经内科保守治疗不能止血或者出血量大的患者是急诊手术的绝对指征。大约 5%~10% 的溃疡性结肠炎患者可发生结肠狭窄，其中高达 25% 的为癌变所致，其余的狭窄多为良性病变所致。

（二）怀疑或证实癌变

随着病程延长溃疡性结肠炎患者发生结直肠癌的风险升高，癌变可发生在结肠各部分，但有近端分布较多的倾向，对病程 10 年以上，慢性反复发作的患者，有腹痛加重、出血、贫血及低蛋白血症等，应及时行进一步检查，结肠镜检查、组织活检和病理学评估异型增生是辨别溃疡性结肠炎发生癌变的"金标准"。

（三）重症溃疡性结肠炎

重症溃疡性结肠炎具体为血便多于 6 次/天，体温高于 37.5℃，心动过速（心率大于 90 次/分），贫血（血红蛋白低于正常值的 75%），红细胞沉降率增高（高于 30mm/h）。中毒性或爆发性结肠炎表现为血便多于 10 次/天，腹胀伴有压痛，体温高于 37.5℃，心动过速（心率大于 90 次/分），贫血需输血纠正，红细胞沉降率增高（高于 30mm/h），影像学检查提示结肠扩张。当横结肠扩张至直径超过 6cm 时诊断为中毒性巨结肠。中毒性肠炎手术率为 20%~30%，一般行次全结肠切除及末端回肠造口。

（四）难治性溃疡性结肠炎

药物治疗过程中病情恶化或经恰当的内科治疗 48~96h 后病情无明显改善者应考虑手术。内科治疗过程中，病情出现恶化或病情稍稳定后一段时间内无改善，即认为内科治疗失败。如患者病情得到初步改善后却未进一步好转，此时手术指征以及手术时机更难掌握。不管是否使用糖皮质激素或环孢素，若排便次数大于 8 次/天、或治疗 3 天后排便次数 3~6 次/天且 C 反应蛋白高于 45mg/ml，患者在当次住院期间手术的概率为 85%。若患者有使用单克隆抗体或环孢素的禁忌证或拒绝使用，或激素治疗失败时，应考虑手术治疗。内科治疗效果欠佳的患者可能出现持续结肠扩张，该情况下出现巨结肠的风险增高。强化的药物治疗方案可能不足以完全控制症状，导致患者的生活质量差。即使治疗有效，长期药物治疗带来的风险也会随之增加，不能耐受药物不良反应和依从性差的患者也可考虑外科治疗。

（五）严重的肠外表现

通常来说，巩膜炎、结节性红斑、活动性口腔溃疡和大关节病变等病变提示有手术治疗的必要。而肝脏、血管、血液、心肺及神经等系统的并发症通常不是结肠切除的指征。

二、手术方式与时机

急诊手术推荐经腹全结肠或次全结肠切除并末端回肠造口术；择期手术患者推荐首选全结直肠切除并回肠储袋肛管吻合术（ileal pouch - anal anastomosis，IPAA），也可选择全结直肠切除并回肠造口术；同时全结直肠切除并 IPAA 术也适用于伴发结直肠癌溃疡性结肠炎患者、老年溃疡性结肠炎患者；自控性回肠造口术可作为不适合行复原性结直肠切除术或者复原性结直肠切除术失败的溃疡性结肠炎患者一种替代手术选择。

IPAA 目前已成为治疗绝大多数溃疡性结肠炎的标准术式，这一重建性术式恢复了消化道的连续性，保留了肛门括约肌的功能，避免了术后永久造瘘的痛苦，开创了溃疡性结肠炎外科治疗的新时代。

回肠储袋-肛管吻合术应择期进行，下列情况应先考虑先施行结肠全/次全切除及末端回肠造瘘，再分期行直肠切除及回肠储袋-肛管吻合术：中毒性巨结肠；严重肥胖；重度营养不良。随着抗肿瘤坏死因子制剂（英夫利昔单抗）的广泛应用，越来越多的患者在手术前接受了这类药物治疗，需要考虑这些药物带来的额外风险。建议最后一次使用英夫利昔单抗距手术不足 12 周的患者应首先施行结肠次全切除术以避免术后感染性并发症的发生。主张将远端无功能性乙状结肠残端闭合后上提固定于正中切口尾端的皮下层，以降低残端瘘导致腹膜炎的风险。一旦发生结肠残端破裂，只需敞开残端表面的皮肤切口，按结肠造瘘处理即可。此外，包埋于皮下的残端可以在施行下一阶段直肠切除术时轻松找到。如果行分期手术，回肠储袋-肛管吻合术可在结肠切除后 6 个月进行。90%以上的病人需要行临时性回肠造口，3 个月后关闭造口。关闭回肠造口前，常规对储袋行造影和内镜检查以明确回肠储袋和吻合口的完整性。

常见的储袋结构包括 J 形（2 袢）、S 形（3 袢）或 W 形（4 袢）。其构建可用吻合器法或手工缝合法。J 形储袋构建最为简单，其功能与上述结构复杂的储袋功能相当，因而最为常用。除结构外，其他因素诸如菌群、动力及通过性亦是决定储袋功能的重要因素。储袋的大小至关重要，过小的储袋不具备储便功能，过大则易导致排便困难。储袋的容量一般在术后 1 年增大到最初的 2 至 4 倍。

三、术前准备

术前应与病人及家属充分沟通，包括手术适应证、替代疗法、并发症及储袋功能等。术前使用糖皮质激素（泼尼松大于或等于 20mg/d 或相当剂量的糖皮质激素）大于或等于 6 周是溃疡性结肠炎术后并发症的独立危险因素。因此，有可能停用激素者应换用其他替代疗法并将激素逐步减量至停用一段时间后手术；不能停用者可考虑三期 IPAA 手术。

术前准备包括：

（1）全面评估病人的手术耐受力。

（2）结肠镜检评估病变范围，活检排除克罗恩病或恶变。

（3）肛门括约肌功能检查。

（4）标记回肠造口位置，造口治疗师指导造瘘口护理。

（5）机械性肠道准备。

（6）麻醉后，病人取截石位，以生理盐水盥洗直肠直至清亮。留置导尿，胃肠减压。静脉预防性应用甲硝唑和三代头孢菌素，预防深静脉血栓形成。

四、术后并发症

术后并发症包括全身并发症和局部并发症。IPAA 的并发症主要有吻合口瘘、盆腔感染和吻合口狭窄，远期并发症主要有排粪失禁、性功能障碍和（或）不孕、套封炎及储袋炎。其中，储袋炎是最常见的远期并发症。总的来说，溃疡性结肠炎的择期手术预后良好，能改善患者的生活质量，术后并发症在可接受的范围内，择期手术的病死率低于 1%，急诊手术死亡率一直维持在 5% 左右。溃疡性结肠炎急诊手术术后并发症包括全身并发症和局部并发症，常见局部并发症依次为：切口感染（18.4%）、腹腔脓肿（9.2%）、小肠梗阻（6.2%）、回肠造口相关并发症（5.5%）和出血（4.6%）；全身并发症最常见有：脓毒症（18%）、肺炎（11%）和血栓栓塞（7.2%）。

五、疗效评价

溃疡性结肠炎治疗的临床疗效评价标准应具有实用性和可行性，疗效的评判应标准化、规范化，包含主要症状、内镜表现及医师总体评估。疗效评价应以客观评价为主，但是在临床工作中，医师的评价和患者的主观感受同样十分重要，有助于对疾病活动性和治疗反应的评估，并可反映疾病的缓解情况。根据不同的研究目的，各类疗效评价标准有所侧重，在治疗过程中，应不断全面评估病情及预后，根据不同的研究目的，疗效评价标准有所侧重。

第四节　克罗恩病的外科治疗

一、概述

（一）流行病学

克罗恩病与溃疡性结肠炎通称为炎症性肠病，是一种可累及全消化道的慢性非特异性炎症。目前的研究表明，遗传因素及环境因素（如饮食习惯、地理环境、经济水平等）与克罗恩病发病密切相关，但其发病机制仍未明确，目前尚无法治愈。

总体上，发达国家克罗恩病的发病率及患病率较发展中国家高，且不管是发达国家还是发展中国家，其发病率及患病率均呈上升趋势。

克罗恩病可累及从口腔至肛门的全消化道。以消化道节段性、全层性、炎症性病变为主要病理特征，常累及消化道以外的器官，如关节、皮肤及眼等。在西方发达国家，克罗恩病病变部位多在回肠、回结肠及结肠，三者比例均一。在我国，回肠型最常见，其次为回结肠型，结肠型较少。

（二）临床表现

克罗恩病好发于青少年，常起病隐匿，进展缓慢，病情复杂且易反复。其常见消化道症状包括腹痛、腹泻、腹部包块、瘘管形成、肛周病变等，还可伴有发热、营养障碍等全身表现。克罗恩病的瘘管形成是克罗恩病的临床特征之一，往往作为与 UC 及其他疾病鉴别的依据，主要因透壁性炎症穿透肠壁全层至肠外组织或器官形成。分内瘘和外瘘，内瘘可通向其他肠段、肠系膜、膀胱、输尿管、阴道等处；外瘘通向腹壁或肛周皮肤。克罗恩病还可伴有全身多个系统损害，产生一系列肠外表现，如结节性红斑、坏疽性脓皮病等皮肤病变，骶髂关节炎、强直性脊柱炎等骨关节病变，还可引起心、肺、肝、肾、血液系统、血管、眼部等部位的相关疾病。

（三）诊断

克罗恩病缺乏诊断金标准，诊断需要结合临床表现、内镜、影像学和病理组织学进行综合分析并随访观察，病理学结果是确诊的一个重要依据。2012 年中华医学会消化病学分会炎症性肠病学组形成的炎症性肠病诊断与治疗共识意见建议克罗恩病的诊断要点为：

在排除其他疾病基础上，可按下列要点诊断：

（1）具备上述临床表现者可临床疑诊，安排进一步检查。

（2）同时具备上述结肠镜或小肠镜（病变局限在小肠者）特征以及影像学（CTE 或 MRE，无条件者采用小肠钡剂造影）特征者，可临床拟诊。

（3）如再加上活检提示克罗恩病的特征性改变且能排除肠结核，可作出临床诊断。

（4）如有手术切除标本（包括切除肠段及病变附近淋巴结），可根据标准作出病理确诊。

（5）对无病理确诊的初诊病例，随访 6~12 个月以上，根据对治疗反应及病情变化判断，符合克罗恩病自然病程者，可作出临床确诊。

如与肠结核混淆不清但倾向于肠结核者应按肠结核作诊断性治疗 8～12 周，再行鉴别。

克罗恩病需与肠结核、肠道白塞病、UC 等鉴别。急性起病者因无特异性的临床症状，故术前误诊率较高，多数情况下易误诊为急性阑尾炎、肠结核、单纯性肠穿孔等。随着诊疗水平逐步地提高及对该病的推广认识，术前误诊率已有所下降。

（四）治疗

克罗恩病的治疗目标为诱导缓解和维持缓解，防治并发症，改善生存质量。

1. 活动期的治疗

治疗方案的选择建立在对病情进行全面评估的基础上。治疗过程中根据对治疗的反应及对药物的耐受情况随时调整治疗方案。

（1）轻度活动性克罗恩病的治疗：氨基水杨酸类制剂：柳氮磺胺吡啶或氨基水杨酸制剂可用于结肠型，美沙拉秦可用于末段回肠型和回结肠型。布地奈德：病变局限在回肠末段、回盲部或升结肠者，可选布地奈德。

对上述治疗无效的轻度活动性克罗恩病病人视为中度活动性克罗恩病，按中度活动性克罗恩病处理。

（2）中度活动性克罗恩病的治疗：糖皮质激素是治疗的首选。激素无效或激素依赖时加用硫嘌呤类药物或甲氨蝶呤。英夫利西单抗用于激素及上述免疫抑制剂治疗无效或激素依赖者，或不能耐受上述药物治疗者。

（3）重度活动性克罗恩病的治疗：

①全身作用糖皮质激素：口服或静脉给药，剂量为相当泼尼松 0.75～1mg/（kg·d）。

②英夫利西单抗：可在激素无效时应用，亦可一开始就应用。

③手术治疗：激素治疗无效者可考虑手术治疗。手术指征和手术时机的掌握应从治疗开始便内外科密切配合共同商讨。

2. 药物诱导缓解后的维持治疗

应用糖皮质激素或生物制剂诱导缓解的克罗恩病病人往往需要继续长期使用药物，以维持撤离激素的临床缓解。目前氨基水杨酸制剂对激素诱导缓解后维持缓解的疗效未确定。硫嘌呤类药物或甲氨蝶呤中，硫唑嘌呤最常用于克罗恩病的维持治疗。使用英夫利西单抗诱导缓解后应以英夫利西单抗维持治疗。免疫抑制剂维持治疗期间复发者，改用英夫利西单抗诱导缓解并继以英夫利西维持治疗。

3. 早期治疗

目前较为认同的预测"病情难以控制"高危因素包括：合并肛周病变、广泛性病变（累计病变累及肠段>100cm）、食管胃十二指肠病变、发病年龄轻、首次发病即需要激素治疗等。

考虑予早期积极治疗：对于有 2 个或以上高危因素的患者；从以往治疗经过看，接受过激素治疗而复发频繁（一般指每年>2 次复发）者。

所谓早期积极治疗主要包括两种选择：一是糖皮质激素联合免疫抑制剂（硫嘌呤类药物或甲氨蝶呤）；或是直接予英夫利西单抗（单独用或与硫唑嘌呤联用）。

二、外科治疗

（一）克罗恩病手术指征

急性并发症、慢性并发症及内科治疗失败是克罗恩病的三大主要手术适应证。急性并发症是指中毒性结肠炎伴或不伴巨结肠、腹腔感染、出血、穿孔等。慢性并发症是指不典型增生、生长迟缓、肠梗阻以及肠外表现等。内科治疗无效有几种情况，包括无反应性疾病、不完全反应、药物不良反应以及药物顺应性差。

腹腔感染是克罗恩病较为严重的急性并发症，包括脓肿、炎性包块形成及肠内、外瘘等几种情况。如果肠内瘘较大使患者不能耐受，严重影响正常生活和工作，以及内瘘引起营养不良、严重腹泻或代谢障碍，则需手术治疗。外瘘一旦发生，早期应积极引流和抗感染治疗。待病情稳定、局部炎症消退，于克罗恩病非活动期时可行病变肠段切除术、皮肤窦道切除术。若腹壁缺损不大可直接缝合，而腹壁缺损较大时则可选用适当的材料进行修补。腹腔脓肿或炎性包块形成，提示病变已较严重，内科治疗常不理想，往往也需手术治疗。克罗恩病病变侵蚀肠道血管亦可引起慢性反复性小量出血，但大出血少见。克罗恩病所致的肠梗阻多为慢性肠梗阻，也可为急性梗阻，长期病程肠管狭窄部位尚可发生癌变。除外急诊手术，择期手术都应选择在非活动期进行。此外，10%的克罗恩病患者合并肛周病变，包括肛瘘、肛裂、皮赘等，如没有临床症状或症状较轻时则无须处理，予以随访观察，否则应予行手术治疗。

(二) 手术时机的选择

多年来克罗恩病的内科维持治疗依赖氨基水杨酸、免疫抑制剂、糖皮质激素等。近年随诊治水平的提高及新生药物不断涌现，特别是生物制剂应用于临床后，克罗恩病已逐渐过渡为内科疾病。什么时候采取手术治疗能在风险最小的情况下患者获得最大受益？纵观发现克罗恩病 80 多年以来，克罗恩病手术一般都在出现相应的并发症需要外科干预或内科治疗无效、病情继续发展时进行。有学者提出早期是否行手术干预，即预防性手术。有部分报道，早期手术能暂时减缓疾病的进展，减少并发症的发生。然而，大多数学者认为，早期预防性手术是不必要的，因为克罗恩病不能得到根治，切除病变肠段后残余肠段均有可能再发，术后复发率及术后再手术率高。对克罗恩病而言，外科治疗的目的是解决并发症给患者带来的症状。如果手术治疗需要符合风险最小、获益最大的原则，早期预防性手术是不可取的。它从根本上违背了"肠段保留"理念。即使因并发症行手术治疗，术中发现未引起症状的病变肠段也应有所保留。

克罗恩病活动期患者常伴有各种急慢性并发症，患者的总体情况处于较差的状态。在机体处于炎症反应、营养不良的状态下，手术创伤的打击会增加手术并发症的发生。另外，克罗恩病是慢性肠道疾病，常伴有较长时间的营养消化吸收障碍，有并发症时其营养情况更是下降，因此多数患者伴有营养不良，围手术期应给予充足营养支持。肠内营养不但能改善患者的营养状态，也可缓解急性发作症状，延长疾病的缓解期，且营养情况的改善有利于患者术后康复。因此除伴有急性肠梗阻、大出血等急性并发症外，一般不建议行急诊手术，可经一段时间的内科治疗、充足的术前准备后再施行手术。即使是穿孔，多数也是先有脓腔形成继而穿孔、形成瘘，很少有急性穿孔形成弥漫性腹膜炎者。在有感染、形成脓肿的情况下建议先行引流控制感染，再行确定性手术。

（三）手术方式的选择

1. 小肠切除术

适用于病变局限于小肠，狭窄段较短，切除后不至于引起短肠综合征。该术式是克罗恩病手术治疗的传统术式之一，应用较为广泛。其贯彻了"肠段保留"的理念，且由于其效果肯定而被大多数外科医生所接受和提倡。

因为小肠克罗恩病常常需要多次手术治疗，故正中切口较为合适，且该切口显露好、易于延长，便于术中探查。仔细探查腹腔，尤其是小肠、结肠、膀胱。如病变局限于小肠，切除范围应包括病变肠段、两端正常肠管（不超过2cm）及其系膜。尽量保留无病变的小肠。最常见的累及回盲部的病变，行回结肠切除术，范围包括末端回肠和盲肠下部。由于克罗恩病的肠系膜常有过度肥厚（"脂肪包裹"现象），分离切断时要缝扎过度肥厚的肠系膜，防止血管滑脱或形成系膜内血肿。克罗恩病的复发率与肿大淋巴结切除与否无关，不进行根治性淋巴结切除。如果已有恶变，应行根治性切除。切除肠管后，肠管两端行端端吻合；但如果肠管口径相差较大，则行肠管侧侧吻合。

2. 狭窄成形术

狭窄成形术既能解除梗阻症状，又能充分保留肠管，避免短肠综合征的发生，近年来得到较广泛的应用。该术式在一定程度上可取代病变肠段切除术，但初次手术多不采用狭窄成形术，仍需施行保守的肠切除。克罗恩病有以下情况，可行狭窄成形术：①初次手术切除术后复发，小肠有单个或多个短的狭窄；②十二指肠病变引起狭窄，如有可能可行狭窄成形术；③单纯回肠切除术后，距离回盲部尚有一定距离的跳跃性病灶；④因手术切除造成短肠综合征的患者再次出现狭窄；⑤狭窄成形术仅用于较短的纤维性狭窄，而不能用于有活动性炎症的狭窄。

3. 节段性结肠切除术

结肠克罗恩病最常见累及的部位是乙状结肠和横结肠。节段性结肠切除术适用于局限性结肠克罗恩病（病变范围小于1/3的全结肠）的患者。对于孤立的结肠狭窄，建议不行狭窄成形术，而作手术切除；有回肠-结肠吻合口或回肠-直肠吻合口狭窄的患者，应行手术切除。对于局限性结肠克罗恩病，尽管节段性肠切除术术后复发率高于全结直肠切除术，但该术式能够避免永久性肠造口，有利于术后肠道功能恢复，能有效地改善患者术后生活质量。

根据切除肠段的部位选择合适的腹部切口。升结肠、横结肠及降结肠切除选择上腹部正中切口；乙状结肠切除可选择下腹正中切口。应远离病变明显的肠管5~10cm。尽管结肠黏膜存在口疮样溃疡或点状的针尖样溃疡提示存在克罗恩病的可能，但这些表现不能成为对该区域进行扩大切除的依据。

以脾曲结肠切除为例，切除线应远离病变明显的肠管5~10cm。对于脾曲的切除，向胸壁方向提起网膜，沿左结肠沟的白线游离左半结肠。向上方和中线牵引降结肠，以便暴露覆盖在肾周围的Gerota筋膜。将横结肠和降结肠向下方和中线牵引，使侧腹的切口延长1~2cm，到达结肠脾曲的侧方。如需行横结肠中部与降结肠中部的无张力吻合，应游离结肠肝曲。确定节段切除的切缘。阻断结肠的两端。对于脾曲的切除，边缘血管、结肠中血管的左侧分支及左结肠血管的升支应结扎并切断。

4. 结肠次全切除加回肠造口术

该术式常用于紧急和急诊情况下，适用于中毒性结肠炎、中毒性巨结肠估计不能耐受直肠切除者。该术式的难点是结肠残端的处理。残端通常使用手工或者吻合器关闭后留置于盆腔内，但术后残端出血和残端瘘的发生率较高，常导致盆腔脓肿等并发症，治疗难度较大。手术应注意以下几点：①术前确定回肠造瘘的位置；②采用正中线切口；③评估并立即处理存在的腹腔或结肠穿孔；④避免意外损伤肠管；⑤对小肠病变程度进行评估；⑥乙状结肠远端的切断应采用较保守的切除，尽可能保留足够长的肠管，使远端肠管在无张力的情况下到达前腹壁。

切除范围从末端回肠至降乙结肠。肠管用直线型切割器横断或在两把肠钳间切断。

结肠的游离。常规的游离方法是先用电刀切开盲肠外侧的腹膜，然后向头侧方向延伸至肝曲。切开小肠系膜的左侧叶腹膜，向上达十二指肠-空肠区，可使腹膜后暴露呈 V 型。将盲肠和回肠末端向上牵引至患者的左侧，暴露右侧输尿管、精索或卵巢血管。把肝曲向下、向中线牵引，用电刀切开后腹膜组织与胆囊的粘连，结扎腹膜上的无名血管。结肠脾曲的游离如前所述。

直肠乙状结肠远端的处理。残端的处理通常有 3 种选择：吻合器关闭残端后缝合加固置于腹膜外、黏液窦道、残端外置。残端关闭后，将距残端 3cm 的肠管周围系膜缝合至残端周围的腹膜，以确保残端位于腹腔外，采用间断缝合将筋膜和肌肉的表面缝至残端，缝合间距应较宽。

对于较脆的残端处理不应强行缝合。将残端外置皮肤外 5～10cm，用 5cm 左右宽的纱布包裹结肠残端基底部，缝合纱布的两端。一周后在皮肤水平横断残端，形成黏液窦道。

当结肠壁特别脆，试图进行缝合或吻合器封闭时，可能导致吻合外的肠壁破裂，缝线亦容易划开肠壁，此时应将肠管外置。特别是对于中毒性巨结肠的患者。应将肠管远端拖出腹壁外 5～10cm，打开残端，用 5cm 左右宽的纱布包裹结肠残端，保持肠管外置。

5. 结肠切除回直肠吻合术

主要适用于结肠广泛病变，且不伴活动性肛周脓肿的生育期年轻女性患者、伴或不伴高手术风险的老年患者、经直肠内镜检查直肠正常的患者。如乙状结肠或其远端没有溃疡形成，而直肠未受累且顺应性好（直肠容量大于 150ml），则可行回肠-乙状结肠吻合。如果在直肠下 1/2 无明显的克罗恩病病变，但在直肠上 1/2 有明显活动病变，可考虑行直肠近端 1/2 切除、回直肠吻合。禁忌证有：小肠有广泛病变、急性肛周感染或瘘、肛门括约肌功能低下、直肠顺应性低等。

将右半结肠向患者左侧牵拉暴露右结肠旁沟，沿 Tolt 白线切开后腹膜，钝锐结合向上向内分离，显露腹膜后的输尿管和性腺血管，加以保护，防止误伤。盲肠和升结肠游离完毕后，进一步向上结扎切断肝结肠韧带，游离结肠肝曲。沿 Tolt 白线剪开左结肠旁沟的后腹膜，游离左半结肠，注意保护左侧输尿管及性腺血管。完全游离横结肠及降结肠后再游离结肠脾曲。用纱布垫托起脾脏，减少对脾脏的牵拉，避免撕裂包膜，然后结扎脾结肠韧带。向右下方轻牵拉结肠脾曲，显露并切断脾结肠韧带。沿结肠边缘结扎切断供应回肠末端、盲肠、升结肠、横结肠及降结肠和乙状结肠的血管。

结扎切断直肠上动脉。两侧的腹膜切开线与直肠膀胱或子宫凹陷处会合。于骶前筋膜间隙锐性分离直肠后壁，按全直肠系膜切除的原则游离直肠，并避免损伤骶前静脉丛和下腹下神经，游离直肠后壁达盆膈水平。贴近直肠壁分离 Denonvilliers 筋膜，解剖直肠前壁，男性分离达前列腺尖部以下水平，女性至阴道水平。紧靠直肠侧壁切断直肠侧韧带，向下分离达肛提肌平面。在拟离断平面结扎直肠系膜血管，并清除周围脂肪组织，离断直肠。在骶前间隙游离直肠后壁时，应紧贴直肠背侧，误损伤骶前神经丛和静脉丛。

6. 结直肠切除加回肠造口术

该术式适用于结肠广泛受累伴直肠炎的患者，特别是直肠炎、肛门括约肌功能障碍或肛周感染较严重而不适合直肠保留和回直肠吻合的患者。该术式治疗结肠克罗恩病的术后复发率最低，是结肠病变广泛时最为彻底的手术方法。手术方法同结肠切除回直肠吻合术。

会阴组手术部分如下：采用荷包缝合于括约肌间沟内关闭肛门，自括约肌间沟做一弧形切口，切开皮肤和皮下组织。分离直肠后壁进入盆腔与腹组手术会合，分离直肠前面时应在会阴浅肌前缘之内进行，并应紧靠直肠，最后分离直肠两侧壁。会阴组和腹腔组的解剖分离层面如图所示。完成会阴直肠游离后，腹部手术组在距回盲部约 10~15cm 切断回肠，移除手术标本。

碘伏或温盐水冲洗腹腔、盆腔及会阴部切口，彻底止血，缝合肛提肌及会阴部各层组织，骶前间隙留置引流管从原切口下部引出。于右侧腹壁选定部位作回肠造口，逐层关腹。

7. 回肠储袋肛管吻合术

回肠储袋肛管吻合术是治疗溃疡性结肠炎的推荐术式，在克罗恩病的应用存在争议，因克罗恩病属透壁性炎症、且有复发倾向，一般不推荐行回肠储袋肛管吻合术。有时由于鉴别溃疡性结肠炎和克罗恩病困难，部分患者行 IPAA 后才确诊为克罗恩病。对于这类尚未能明确诊断或不能明确诊断克罗恩病患者行 IPAA，其并发症及失败率会明显上升。但这部分患者焦虑程度降低，术后有较满意的贮袋功能，生活质量提高。结肠克罗恩病由于小肠及肛周可能同时具有潜在的病变危险，加上 IPAA 本身的失败率可高达 50%，因此不推荐行 IPAA 术式。但也有部分学者认为对于广泛的结肠克罗恩病，只要小肠与肛周没有受累，而患者又可以接受其并发症可能升高及一期吻合可能失败，行 IPAA 替代全结肠直肠切除加回肠末端造口是可行有效的。

（五）腹腔镜在克罗恩病中的应用

自 1986 年 ErickMuhe 首次应用腹腔镜手术以来，腹腔镜手术在国内外均得到迅速蓬勃的发展。与开放性手术相比，腹腔镜手术具有伤口美观、住院时间短、术后疼痛轻、肠道功能恢复早等优点。克罗恩病腹腔镜手术因其伤口美观、肠道早期恢复等优点吸引了大量的年轻患者。但因患者存在免疫抑制以及克罗恩病特殊的病理特点（如肠系膜短厚、粘连，组织脆性高等），腹腔镜的应用早期被认为会致手术难度升高，术后并发症增加。然而，Bergamaschi 等对 92 例克罗恩病患者分别行腹腔镜下和开放性回结肠切除术，结果显示腹腔镜手术组术后 5 年小肠梗阻发生率（11.1%）较开放性手术（35.4%）低，二者在复发率上没有差异（分别为 27.7%和 29.1%）。腹腔镜术后即使无法评价腹腔粘连的程度，再次手术时也可发现腹壁与肠管粘连很少，且再次手术时间缩短，血液丢失少，伤口美观。

腹腔镜治疗克罗恩病的手术适应证与开放手术的适应证相同。而其禁忌证包括以下几点：①弥漫性腹膜炎；②急性肠梗阻伴肠襻扩张；③多次腹部手术史或大范围腹腔粘连；④不可纠正的凝血功能障碍；⑤门静脉高压症伴腹腔静脉曲张。

复发性克罗恩病曾被认为是腹腔镜手术的禁忌证，主要原因是中转开腹风险高，术后并发症多。然而研究表明在采用腹腔镜手术治疗的原发性克罗恩病及复发性克罗恩病两组之间，发生肠瘘、中转开腹及术后并发症的差异没有统计学意义。因此对复发性克罗恩病仍可以考虑采用腹腔镜手术。对同一个病人坚持腹腔镜手术有两个好处：其一，再次腹腔镜手术具有等同第 1 次腹腔镜手术的优点，如伤口美观、肠道功能早期恢复等；其二，腹腔镜手术减少粘连，从而减少术后梗阻症状的出现，增加再次腹腔镜手术的成功机会。因此，在病人第 1 次手术时只要情况允许就选择腹腔镜路径，这对病人有长期的益处。

鉴于腹腔镜手术有中转开腹的可能性，为此有必要对相关影响因素进行评价。一般认为年龄大于 40 岁，腹部触及包块，术前营养不良、肠瘘等都是相关的危险因素，因此在选择手术方式时应当了解病人有无这些危险因素，尽量避免中转开腹。

(六) 结肠造口术

克罗恩病最常见的手术方式是肠切除术，其手术目的是尽可能保留多的肠管及避免造口。但造口却不是克罗恩病的禁忌证。造口适应证为：肠道严重炎症水肿、严重脓毒血症及严重肛周克罗恩病或并发症。有时肠道炎症严重并不适合急诊手术切除，这时采用暂时性造口将肠内容物由体内引流到造口袋是必要的。因此，克罗恩病手术还涉及合适性造口的问题。所谓合适性造口，指的是在情况不容乐观的时候不要一味追求保留肛门或减少患者精神上的痛苦，而从患者全身情况出发，适当选择永久性造口或暂时性造口。合适性造口的提出，主要因为克罗恩病的外科治疗不是治愈性的，而是为了解决并发症引起的症状的。有学者提出，严重肛周合并症，如排便不节制、肛管狭窄、并发严重脓肿和瘘在局部处理失败后都最终需行直肠切除术，这可能导致永久造口。永久性造口后的残余肠段也可以再发，而暂时性造口因为炎症持续性进展、复发或再发，大多都不能行关瘘手术而变为永久性造口。然而，一旦直肠肛管病变严重、水肿，吻合炎症肠段出现吻合口瘘的机会大，则应考虑造口。吻合口瘘在营养状况相对差的克罗恩病患者出现时，其危险性较病变复发更大。

（七）术后复发及再手术

手术是针对并发症而施行，不是从根本治愈其原发病，因此克罗恩病病变肠管切除后，残余肠管仍有病变复发的可能。复发的定义至今尚无统一标准。克罗恩病复发的诊断应综合评价临床症状、内镜及影像学表现，因为临床症状如腹痛、腹泻均非特异性指标。克罗恩病活动指数亦不可靠。小肠切除术后 6 个月及 12 个月可行回结肠镜、小肠造影、CT 肠道造影检查是否有复发。多个研究表明回结肠镜对复发的形态学改变最为敏感。内镜下复发表现常常比临床表现要早，而且内镜下复发严重者预后较差。

采用影像学技术（如超声、MR 和 CT）取代内镜及胶囊内镜进行术后复发的评估亦有尝试。胶囊有滞留的风险，因而有人在使用胶囊内镜评估克罗恩病术后复发时，先使用探路胶囊。胶囊内镜检查虽较为舒适而且简易，但其诊断的准确性需要进一步的评价。而且目前尚无相应胶囊内镜的疾病评分体系。临床症状复发和胶囊内镜表现之间临床上并无明显关联。因此胶囊内镜尚不能取代回结肠镜用于评估术后复发。

参考文献

[1] 陈双,刘建文. 谈快通道外科的理念及在结直肠手术中的应用[J]. 岭南现代临床外科,2008(2):857.

[2] 陈孝平,汪建平. 外科学[M]. 8版. 北京:人民卫生出版社,2013,93-98.

[3] 程黎阳. 快速康复外科的现状分析与前景展望[J]. 实用医学杂志,2012,28(1):1-4.

[4] 程凌燕,李亚楠,范冬,等. 建立"无痛病房"提高专科疼痛护理水平的做法及效果[J]. 解放军护理杂志,2012,29(9A):1-4.

[5] 邓大鹏,郑玉金,邓正明. 加味芍药甘草汤配合中药熏洗治疗痉挛性肛门疼痛疗效观察[J]. 世界中西医结合杂志,2014,9(12):1336-1339.

[6] 冯青阳,韦烨,许剑民. 结直肠癌机器人手术的现在与未来[J]. 中华胃肠外科杂志,2015,18(6):544-546.